糖尿病の予防・治療に携わる医師・医療スタッフのための

セミナー糖尿病診療アドバイス

横浜総合病院糖尿病センター長／聖マリアンナ医科大学客員教授 **田中　逸** 著

日本医事新報社

序　文

　筆者はこれまで多くの糖尿病患者さんを拝見してきたが，初診の際に感じるのは，治療に真剣に取り組む気持ちが希薄な方が少なくないことである。その理由は，①自覚症状が何もない，②多忙で病気の治療どころではない，③認知機能が低下して病識が欠如している，④重症の合併症（失明，透析，壊疽で下肢切断など）で自暴自棄に陥っている，⑤担癌状態で余命が短いと言われている，など様々である。理由は何であれ，きちんと糖尿病を治療しないで高血糖を放置すると何が問題になるのであろうか。

　高血糖状態が持続すると，筋肉と脂肪を除く全身の細胞内にグルコースが過剰に取り込まれる。たとえばHbA1cが上昇するのは赤血球内にグルコースが過剰に流入するからである。しかし，細胞は一般的に生命維持に必要なグルコース以上の余剰分を細胞外に放出することはできない。そのため不要なグルコースは細胞内で無理に代謝される結果，種々の酵素活性に異常をきたし，細胞内代謝物のバランス異常をきたし，最終糖化反応産物（advanced glycation endproducts：AGEs）と呼ばれる有害物質が産生され，活性酸素も過剰に産生される。これらは「糖毒性」と呼ばれる状態で，文字通り糖が毒性を発揮するという意味である。赤血球は細胞寿命が120日と短いので問題ないが，寿命の長い細胞の場合はこのような細胞内部の変化が細胞機能の異常を惹起し，様々な疾患を発症させる原因になる。糖尿病の代表的な合併症は細小血管障害と動脈硬化症である。加えて，種々の組織の細胞異常による発癌，中枢神経系の細胞異常による認知症や精神疾患，免疫系の細胞異常による感染症の重症化，生殖器系の細胞異常による不妊，骨組織の細胞異常と骨基質異常による骨折，歯周組織の細胞異常による歯周病，皮膚組織の細胞異常による皮膚疾患，など全身に様々な疾患が発症する。一方，高血糖状態下では筋肉細胞は他の細胞と反対にグルコース不足に陥っている。この理由は，筋肉細胞がグルコースを取り込むには，他の細胞と異なりインスリンが必要なためである（ただし，運動刺

激によっても取り込まれるが，あくまで運動中の筋肉でのみ起こる変化である）。それゆえ，インスリン分泌低下やインスリン抵抗性をきたすと，筋肉細胞内に取り込まれるグルコースが減少する。インスリン不足またはインスリン抵抗性 ➡ 体内最大の組織である筋肉にグルコースが十分に取り込まれない ➡ 血液内にグルコースが滞留して高血糖になる ➡ 高血糖のために筋肉や脂肪以外の細胞内はグルコース過剰になり様々な病気が起こる，これが糖尿病の病態である。一方，筋肉細胞ではグルコース不足により細胞の異常をきたし，結果的に筋肉量と筋力が低下する。高齢糖尿病患者さんはフレイルやサルコペニアの進行が早いのはこのためである。

　したがって，糖尿病は「病気の原因になる病気」，「既存の持病を悪化させる病気」である。糖尿病以外の疾患の治療にあたっておられる医師，医療スタッフが気づかれるのは，糖尿病を合併する症例が多いことである。このような例では糖尿病が対象疾患の危険因子または増悪因子になっている。それゆえ，糖尿病を治療する最大の目的は，他の病気を起こさない，持病を悪化させないことである。これは究極の予防治療である。「自分には既に多くの合併症があり，今さら治療を強化しても意味ないです」という方でも，現在の合併症をこれ以上悪化させないこと，発症していない疾患を予防することは重要である。「自分は膵臓癌で余命あと1年と言われています。今から糖尿病を治療しても意味ないです」という方でも，風邪などの感染症が血糖コントロール不良により重症化して肺炎，心不全を発症して1年以内に寿命が尽きないように，残された余命を精一杯生きることが大切である。新規に発症した軽症糖尿病例も，多発合併症を伴う重症糖尿病例も，重い持病を有する糖尿病例も，各々の血糖管理目標をめざししっかり治療を行うことが大切であり，そのためには個人に応じたわかりやすく的確な説明やアドバイスを行う必要がある。

　そこで，糖尿病の食事療法，運動療法，2型糖尿病の薬物療法についての新しい情報と患者さんに対するアドバイスのポイントを中心にご紹介する目的で本書を刊行することとした。また，最後に付録としてHbA1cについて知っておきたい知識を解説した。糖尿病の基本的な病態については，拙著『健診・健康管理専門職のための

新セミナー生活習慣病第2版』（日本医事新報社，2018年）をご参照頂きたい。糖尿病の治療に関する出版物は多数あり，ウェブサイトからも多くの情報を得ることができる。しかし，それを自分なりに理解し，自分の知識とし，わかりやすく人に説明するのは案外難しい。本書は筆者自身が多くの情報から取捨選択し，自分の頭で整理した上で重要と思われるもの，自分が実際に検討したものを取り上げた。いずれも筆者が外来で患者さんにお話ししている内容ばかりである。本書はあくまで筆者独自の考えに基づくものであり，独断や偏りがある点はご容赦頂きたい。本書を鵜呑みにするのではなく，参考にして頂いた上で，読者ご自身がさらに知識と工夫を加えたオリジナルな説明やアドバイスを行ってくださること，食事・運動・薬物を総合した効率的な治療を行ってくださることを願っている。

　2021年5月

田中　逸

目　次

第1章 食事療法

はじめに

　脳内には中枢時計が存在し，その部位は視床下部の視交叉上核にあるとされている。ここには約1万個の細胞集団が存在し，時計遺伝子と呼ばれる種々の転写調節因子の発現が一定の時間間隔で繰り返されている。一方，肝臓や膵臓，脂肪組織など末梢組織にも同様の細胞があり，末梢時計が存在する。中枢時計と末梢時計が協調して，ホルモンの分泌や各組織の代謝，自律神経活動などの日内リズムが形成されている。したがって，同じものを摂食しても時間によって栄養学的な影響が異なるため，時間の概念を考慮した栄養学に関する学問領域を「時間栄養学」と呼び，以前から研究が進められている。

　この考え方を糖尿病に当てはめると，同じエネルギー量，同じ栄養バランスの食事を摂っても，食事の時刻や食べる速さ，食べる順序の違いによって，血糖変動が異なる。これは運動に関しても同様である。したがって，食事や運動，睡眠など，日常生活の時間的な差異が代謝変動に及ぼす効果を研究する学問領域として，筆者は「時間代謝学」という用語を提唱している。これはあくまで筆者が考えた造語であるが，時間の影響を考慮して血糖改善に有利な食事の方法をアドバイスすることは患者さんの理解を得やすく，実行しやすく，モチベーションのアップにもつながりやすい。そこで本章では，時間を視点に入れた血糖改善に有効な食事法も含めて，食事療法に関する考え方やアドバイスのヒントをご紹介したい。

❶ エネルギー量の設定

1）糖尿病学会の考え方

　まず，1日の総エネルギー量の設定に関する糖尿病学会の基本的な考え方は，個人に応じた目標体重を決めて，それに係数をかけて算出するというものである。具体的には，①年齢と体格から目標体重を決める，②目標体重に身体活動量や病態などを考慮したエネルギー係数をかけてエネルギー量を算出する，③その後，体調や体重，検査値などの変化に応じて設定量を適宜見直す，以上の3つのステップであ

る。図1[1]に示すように，目標体重はBMIが22kg/m^{2}となる体重として計算するが，これは疫学的研究から総死亡が最も低いBMIが22とされているからである。しかし最近の研究[2]から，高齢者では総死亡が最も低いBMIに幅があることが示され，これをふまえて65歳以上では22〜25と幅を持たされている。したがって，肥満を伴う高齢者の場合，BMIを25で計算した目標体重にすれば，実体重と目標体重の乖離が少なくなり，無理のないエネルギー量の設定が可能である。逆にやせている場合は従来通りの22でよい。次に目標体重にかけるエネルギー係数は大きく3段階に設定されており，たとえば坐位中心の静的活動が多い場合は25〜30kcal/kg目標体重である。活動量が多くなるほど大きい係数の段階となるが，各段階の係数にも5kcalの幅があり，高齢者のフレイル予防や高度肥満者の減量など，個人の病態や状況に応じて係数を柔軟に決めればよい。しかし，このようにして設定したエネルギー量が個人にとって必ずしも適正な量とは限らないため，その後の体調や体重，検査値の変動，本人のコンプライアンスなどをふまえて適宜見直すことが大切である。

エネルギー摂取量 ＝ 目標体重 (kg) × エネルギー係数

目標体重
  65歳未満：[身長 (m)]^2×22
  高齢者 (65歳以上)：[身長 (m)]^2×22〜25*

*ただし，75歳以上の後期高齢者は摂食状況や身体状況，
  併発症や代謝状況などを考慮して適宜判断する。

エネルギー係数の目安

軽い労作 (大部分が坐位中心の静的活動)	25〜30kcal/kg目標体重
普通の労作 (坐位中心だが，通勤・家事，軽い運動を含む)	30〜35kcal/kg目標体重
重い労作 (力仕事，活発な運動習慣がある)	35〜kcal/kg目標体重

図1　エネルギー摂取量の設定　　　　　　　　　　　　　　　(文献1をもとに作成)

2) 筆者の考え方

　筆者も外来で管理栄養士に食事のアドバイスを依頼する際には，前述の方法で当面のエネルギー量を設定している。しかし厳守すべきとは考えておらず，あくまで大まかな目安量ととらえている。その理由は，個人にとって真に適正なエネルギー量を設定すること自体が難しいと思うからである。大規模な疫学研究から得られた総死亡が最も低いBMIが22，高齢者では22～25といっても，それが眼前の対象者個人にそのまま該当するとは限らない。また同じ体重でも体脂肪過多の隠れ肥満者もいれば，筋肉量の多いアスリートもおり，脂肪量と筋肉量を個別に評価しないで体重だけを指標にすること自体にもともと無理がある。したがって，目標体重という概念に特に意味があるとは思えない。さらに個人の活動量は日々異なり，個人に適したエネルギー係数を決めることも簡単ではない。以上から，目標体重とエネルギー係数から計算したエネルギー量は個人にとって真に適正なエネルギー量とは言えず，目安程度のものと筆者は考えている。

3) 消費エネルギー量から設定する方法もある

　エネルギー量の設定については今後さらなる研究が必要であるが，個人が実際に消費しているエネルギー量を測定し，それに基づいて決めるという考え方もある。日本人を対象に行われた，2種類の安定同位体の水分子（^2H_2O, $H_2^{18}O$）を含む飲料水を用いてエネルギー消費量を測定する方法（二重標識水法）を用いた検討[3]では，労作量の多くない平均年齢70歳，平均BMI 23.3の糖尿病群におけるエネルギー消費量は平均36.5kcal/kgであり，糖尿病学会の設定法で計算するエネルギー量より多い。これは臨床研究から得られた知見であるが，もう少し簡単に推測計算することも可能である。

　表1は筆者の自験例であるが，国立健康・栄養研究所の改訂版『身体活動のメッツ（METs）表』[4]（インターネットからダウンロード可）を用いて算出した結果である。第2章（☞51頁～）で詳しく解説するが，METs（metabolic equivalents, 代謝当量）は，ある活動が安静時（睡眠時）のエネルギー消費量の何倍に相当するかを表す数値である。睡眠時は1.0METs，坐位で静かにしているときは1.3METs，

表1　自験例における1日の消費エネルギー量の推測

内容	時間	METs数	消費エネルギー (kcal)
睡眠	7時間	1.0	420
デスクワーク	8時間	1.5	720
職場内の歩行	1時間	3.0	180
自転車で通勤 (往復)	1時間	6.8	408
食事 (3食)	1.5時間	1.5	135
入浴	0.5時間	1.5	45
犬の散歩	0.5時間	3.5	105
着替え, 洗面, トイレなど	2.5時間	2.0	300
家庭内での団らん, 読書など	2時間	1.3	156
		合計量	2469

平坦な道をゆっくり散歩するときは2.8METs，速い速度で自転車に乗るときは6.0～8.0METsである。消費エネルギー量は，「METs×体重 (kg) ×時間 (hr) ×1.05」で推測計算できるが，1.05における0.05は無視できる程度であり，筆者は1.0として計算している。たとえば，2.8METsの散歩を体重60kgの人が1.5時間行う場合は，2.8×60×1.5×1.0＝252kcalとなる。**表1**の例は30歳代のデスクワーク中心の男性会社員で体重60kg，職場まで自転車通勤をしている方で，平均的な1日の詳細な活動内容と時間を書き出して頂いた。各活動の合計時間は24時間となるが，各活動のMETsをMETs表で調べて前述のように計算した消費エネルギー量の合計は約2500kcalになる。筆者はこの方に対して，**図1**[1]に示した糖尿病学会の計算法に基づいて1800kcalで指導していた。1800kcalを実際に厳守していたら体重は減少したと思われるが，彼の体重は変化しなかったことから，実際のエネルギー摂取量はもっと多かったと推測される。それでもHbA1cは安定した値で推移していたことをふまえると，1800kcalの設定は少なすぎて，非現実的であったと考えられる。

　このように個人に対して適正かつ遵守可能なエネルギー量を設定することは簡単

ではない。詳細な1日の活動内容とその所要時間から消費エネルギー量を推測計算し，その上で体重は現状維持でよければエネルギー量は現在の量で継続する，減量が必要な場合はそれより少なめに設定するといった方法は患者さんの理解と納得を得やすく，食事療法の動機づけにもなる可能性があると思われる。通常の設定法で求めたエネルギー量では少なすぎると難色を示す方に対しては，筆者は1日の詳細なタイムスケジュールを1週間分書き出して頂き，このような方法でエネルギー量を設定する場合もある。

4) エネルギー制限による体重減少時は筋肉も減る

　エネルギー量を制限して体重が減少する場合，脂肪量のみならず，筋肉量も減少していることを頭に入れておく必要がある。前述したように，体重測定だけで経過を見ても脂肪量と筋肉量の変化は把握できない。肥満例を減量させる場合は，筋肉量は維持しつつ，脂肪量を減らしたい。逆にやせの例を体重増加させる場合は，脂肪量よりも筋肉量を多く増やしたい。その理由は，インスリン感受性は筋肉量に正相関し，脂肪量に逆相関するからであるが[5]，最近は二重X線吸収法（dual energy X-ray absorptiometry：DXA法）やマルチインピーダンス法（bioelectrical impedance analysis：BIA法）で評価した四肢筋肉量／総脂肪量の比（M/F比）がインスリン感受性の良い指標と考えられている[6]。すなわち，筋肉量が多く，脂肪量が少ないほど，つまりM/F比が高いほどインスリン感受性が良く，血糖コントロールにも有利となる。

　ところが，肥満者にエネルギー量を制限して減量させた場合，脂肪量のみならず筋肉量と筋力も低下することが知られている。表2[7]はその1例であるが，24名の男性肥満者（平均BMI 29.2）に平均1680kcalのエネルギー制限食を12週間継続し，DXA法で脂肪量と筋肉量，ダイナモメータと握力計で筋力の変化を検討した結果である。体重も体脂肪率も明らかに減少しているが，下肢筋肉量も平均1.2 kg減少し，大腿伸展力（大腿四頭筋の筋力）も10%程度低下している。この結果が示唆することは，①食事療法の効果を評価するには体組成もチェックする必要がある，②エネルギー制限食を長期間継続すれば，筋肉量も筋力も低下する，③筋肉量

表2　食事制限に伴う体組成と筋力の変化

臨床パラメータ	0週	12週	p値
体重 (kg)	83.4±11.0	72.2±14.3	<0.01
体脂肪率 (%)	25.1±4.0	21.5±4.9	<0.01
下肢筋肉量 (kg)	19.6±3.1	18.4±3.1	<0.01
大腿伸展力 (Nm)	214.1±53.8	192.6±43.3	<0.01
握力 (kg)	45.3±6.1	44.2±5.8	0.12

M±SD

（文献7をもとに作成）

や筋力を減らしすぎないためにはエネルギー制限食は期間限定で行うのがよい，④筋肉量と筋力の低下を防止するには，レジスタンス運動の併用が必要である，以上の4点である。④については第2章（☞67頁〜）で解説する。DXA法の検査機器は高額であり，X線を用いるので妊娠例には使用できない。一方，医療機関向けのBIA法の体組成計は100万円台から販売されており，クリニックや保健所でも導入する施設が増加している。エネルギー量は適宜見直すことが重要と述べたが，体組成の変化もその参考にすべきである。

② 適正な栄養バランスとは

1) 糖尿病学会の考え方

　三大栄養素の構成は糖質40〜60％，タンパク質は20％まで，残りを脂質とするが，脂質が25％を超える場合は飽和脂肪酸を減らすなどの配慮が必要とされている。一般的には糖質の割合は50〜60％が望ましく，『糖尿病食事療法のための食品交換表第7版』（日本糖尿病学会編・著）[8]でも50〜60％の範囲でバランス良く食品の選択ができるように紹介されている。最近は糖質の割合を50％より減らした糖質制限食による減量効果や血糖改善効果に関する報告[9]もあり，これをふまえて，糖質は40〜60％と幅を持たされている。また糖尿病性腎症3期の合併例では腎症進行を防止するために，タンパク質を0.8〜1.0g／目標体重kg，ネフローゼ症

候群を呈する場合は0.8g／目標体重kg，4期の腎不全期では0.6～0.8g／目標体重kgとする低タンパク質食が推奨されている。その場合はタンパク質の割合が減少するため，糖質と脂質の割合を相対的に増加させることになる。しかし，このようなタンパク質制限は腎症の進行抑制には有用であるが，実際の献立作成は難しい点が多く，栄養学的安全性や筋肉量が低下する可能性，脂質摂取量増加による血清脂質の悪化や動脈硬化への影響など，検討すべき課題が残されている。

2) 軽度糖質制限食の効果

　肥満を伴う糖尿病患者さんの場合，減量効果も期待して糖質制限食を考慮する場合がある。筆者らは軽度糖質制限食が体組成に及ぼす効果を検証する目的で，BMI 25以上の肥満者に対して，通常の栄養バランス食群（糖質55％，タンパク質20％，脂質25％：通常バランス群）と軽度糖質制限食群（糖質40％，タンパク質35％，脂質25％：軽度糖質制限群）の2群に割り付け，エネルギー量は両群とも同じ25～27kcal／目標体重kgとし，1年間にわたって体組成の変化をDXA法で，肝内脂肪量の変化をMRI機器を用いた^{1}H-MRS法（proton MR spectrometry）で検討した[10]。本検討の計画にあたって，軽度糖質制限食の献立を管理栄養士と協議したが，この栄養バランスで無理なく1年間継続可能な献立を作成することは不可能であった。糖質を制限して，タンパク質と脂質の両方を増加させる献立は簡単であり，巷で行われている糖質制限食の大半がそれである。しかし，脂質の割合は変えないでタンパク質のみを増加させるのは簡単ではない。筆者らが脂質の割合を増加させなかった理由は，①血清脂質の悪化を防止，②脂質過剰によるインスリン抵抗性悪化を防止，③減量時には脂肪も筋肉もともに減少するが，筋肉減少を少しでも抑えるにはタンパク質をできるだけ増加させるほうが有利，以上の3点である。そこで，軽度糖質制限食群では糖質を55％から40％に減らしたエネルギー分を大豆タンパクのパウダーで補う方法により，脂質25％は変えることなくこの問題の解決を図った。軽度糖質制限食群として参加した対象者に感想を聞いたところ，エネルギー量を少し減らした通常の栄養バランス食＋水に溶かしたパウダーを飲用するだけなので1年間継続できたとのことであった。

当初，筆者らが予想していた結果は以下の3点であった。①両群ともエネルギー量を制限しているので体重は両群とも減少する，②軽度糖質制限食群は通常バランス食群よりも減量効果が大きい，③通常バランス食群に比して軽度糖質制限食群では肝内脂肪も体脂肪も多く減少するが，タンパク質を多く摂っているので筋肉量の減少は軽度である。以上から，軽度糖質制限食は効果的に体内脂肪を落とせる食事と推測していた。図2[10]はその結果である。両群とも体重は減少しており，32週までの体重減少量は軽度糖質制限食群のほうが大きかった。しかし，40週以降は軽度糖質制限食群の体重減少は停止しているのに対して，通常バランス食群はその

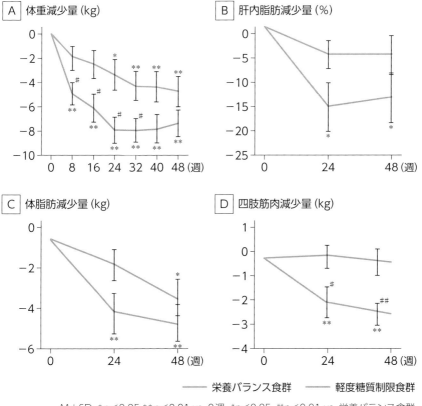

M±SD, *$p<0.05$,**$p<0.01$ vs. 0週, #$p<0.05$, ##$p<0.01$ vs. 栄養バランス食群

図2　軽度糖質制限食の効果　　　　　　　　　　　　（文献10をもとに作成）

後も減少しており，48週の時点では両群間の有意差は消失している。肝内脂肪量は軽度糖質制限食群でのみ有意に減少しているが，体脂肪量は両群とも減少しているものの両群間で有意差は認めず，筋肉量は予想に反して軽度糖質制限食群のみが有意に減少している。このような結果に至った詳細な機序は不明であるが，糖質は筋肉量維持に深く関与していることが推測される。

3) 糖質を制限すると筋肉量がなぜ低下するのか

　簡単な骨格筋細胞の糖代謝を図3に示す。骨格筋細胞はインスリン刺激と運動刺激の2通りの機序で細胞内にグルコースを取り込んでいる。前者はインスリン依存性糖取り込み，後者は運動依存性糖取り込みと呼ばれる。細胞内に取り込まれたグルコースの主な代謝経路は以下の3つである。①解糖系とミトコンドリアのクエン酸回路・酸化的リン酸化経路でエネルギー源となるアデノシン三リン酸（ATP）が産生される。②解糖系でピルビン酸まで代謝されて少量のATPが産生された後，ピルビン酸が乳酸に変換され，血中に放出されて肝臓に取り込まれ，糖新生の基質として利用される。③解糖系に入らず，そのまま骨格筋細胞内でグリコーゲンに合成されて貯蔵される。①と②で産生されたATPは筋肉を動かすエネルギー源であるが，同時に筋蛋白を合成するエネルギー源でもある。いったん，貯蔵されたグリ

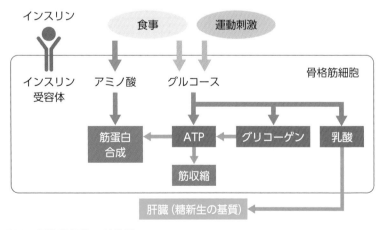

図3　骨格筋細胞の糖代謝

コーゲンも分解されて最終的にはATP産生に利用される。筋蛋白合成の基質になるアミノ酸はインスリン刺激により骨格筋細胞内に取り込まれる。筋蛋白は絶えず分解と合成が行われており，両者が平衡状態にあれば筋肉量は一定であるが，合成が低下すれば平衡状態が負に傾いて筋肉量は減少する。したがって，筋蛋白の合成を落とさないためには，①筋蛋白合成の基質であるアミノ酸を不足させない，すなわち食事でタンパク質をしっかり摂取する，②筋蛋白合成のエネルギー源になるATPを不足させない，すなわち骨格筋細胞にグルコースが十分取り込まれるために糖質もしっかり摂取する，以上の2点が重要である。

　前述の筆者らの検討で両群ともに体重，脂肪量，筋肉量が1年間で有意に減少したのは，検討開始前に比して両群ともに総エネルギー量自体が減少し，糖質もタンパク質も減少したからと考えられる。軽度糖質制限食群のほうが筋肉量の減少が大きかったのは，糖質を15%減少させたマイナスの影響のほうがタンパク質を15%増やしたプラスの影響よりも強かったためであると考えられる。したがって，筋肉量維持にはタンパク質の摂取が重要視されがちだが，タンパク質をしっかり摂取しても糖質を減らすと筋肉量が低下する可能性があることを頭に入れておく必要がある。

4) 筆者の考え方

　前述したように筋肉量を落とさないためには，糖質とタンパク質の両方を十分摂取すること，特に糖質を減らしすぎないよう注意する必要がある。以上から，減量を目的としない場合は3期以上の腎症の合併がなければ，糖質50～55%，タンパク質20～25%，脂質25%が最も良いバランスと考えられる。この割合は長年にわたって糖尿病学会が推奨してきたものであり，実際の献立も立てやすい。減量を意図する場合は軽度の糖質制限食を考慮してもよい。筆者ら[10]は1年間の検討を行ったが，既報の検討は半年程度のものが多く，筋肉の減少は問題にされていない。また後述するが，エネルギー制限を行うと筋蛋白合成速度が低下するが，レジスタンス運動を行うと合成速度を回復させることが報告されている[11]。したがって，半年程度の期間限定で軽度糖質制限を行うことは有用であるが，その場合はレジスタンス運動の併用が望ましい。ただし，具体的にどのようなレジスタンス運動を行うか，軽度

糖質制限をどの程度の期間行うか，などについて個別的に検討する必要がある。

　腎症3～4期の合併例におけるタンパク質制限を行う場合，筆者自身は0.8g/目標体重kgよりさらに少ない量を設定しても，現実的には遵守困難と考えており，4期であっても0.8g/目標体重kgでとどめていることが多い。またBMI 30以上の肥満例では目標体重より現体重が大きく，目標体重kg当たりで0.8gにするとタンパク質が相当少なくなり筋肉量の減少が危惧される。それゆえ，そのような例では0.9～1.0g程度としている。逆にやせている例では，目標体重kg当たり0.8gではタンパク質が多くなりすぎる可能性もあり，0.7g程度にする場合もある。したがって，現体重と目標体重に乖離がある場合は個別的に調整する必要がある。

❸　GLP-1に着目した食事療法

1) インクレチンとは

　グルカゴン様ペプチド-1 (glucagon-like peptide-1：GLP-1) は，主に小腸下部から大腸上部にかけての腸粘膜に存在するL細胞から分泌されるペプチドホルモンで，小腸上部の腸粘膜に存在するK細胞から分泌されるグルコース依存性インスリン分泌刺激ポリペプチド (glucose-dependent insulinotropic polypeptide：GIP) とともに，インクレチンと呼ばれている。インクレチンは栄養素に反応して消化管から分泌され，インスリン分泌を刺激するホルモンで，1932年にintestine secretion insulinから下線の文字をつないでつくられた造語である。GIPもGLP-1も活性型のホルモンとして分泌されるが，蛋白分解酵素のジペプチジルペプチダーゼ-4 (dipeptidyl peptidase-4：DPP-4) によりアミノ基末端側の2つのアミノ酸が切断されると不活性型になるため，活性型の半減期はわずか数分である。そこで，活性型のGLP-1とGIPを増加させるためDPP-4阻害薬が開発され，糖尿病薬として広く使用されている。またGLP-1受容体に結合してGLP-1作用を発揮するが，DPP-4では分解されにくいGLP-1類似のペプチド (GLP-1受容体作動薬) も開発され，糖尿病薬として用いられている。これらについては第3章 (☞77頁～) で解説する。

2) GLP-1の分泌

　図4[12)]はL細胞表面の受容体や輸送蛋白を示したものである。食事由来のグルコースに対してはNa$^+$／グルコース共役輸送担体1(sodium glucose co-transporter 1：SGLT1)，アミノ酸に対してはアミノ酸輸送蛋白，脂肪酸や脂肪分解物に対してはG蛋白質共役受容体(G protein-coupled receptor：GPR)のGPR40, GPR120, GPR119が発現している。したがって，糖質，タンパク質，脂質のいずれを摂取しても，これらの輸送蛋白や受容体によりGLP-1が分泌される。さらに食物繊維やオリゴ糖類はヒトの消化酵素では分解できないが，ビフィズス菌などの腸内細菌はこれを代謝し，酢酸や酪酸などの短鎖脂肪酸を産生する。L細胞には短鎖脂肪酸に対するG蛋白質共役受容体のGPR41, GPR43も発現しており，これらの食材を摂取しても腸内細菌の働きを介してGLP-1が分泌される。さらに胆汁酸に対するG蛋白質共役受容体(transmembrane G protein-coupled receptor 5：TGR5)も発現しており，胆汁酸が結合してもGLP-1が分泌される。第3章(☞84頁～)でも解説するが，糖尿病薬のメトホルミンには小腸下部での胆汁酸の再吸収を阻害して腸管腔内の胆汁酸を増加させる効果があり，TGR5を介する胆汁酸の作用によりGLP-1の分泌を間接的に増加させることが知られている[13)]。

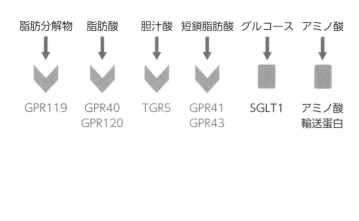

図4　L細胞表面の各種受容体，輸送蛋白　　　　(文献12をもとに作成)

3) GLP-1の生理作用

　GLP-1は膵臓に対して血糖濃度依存性にインスリン分泌を促進し，グルカゴン分泌を抑制して血糖を低下させるが，図5に示すように膵臓以外の臓器・組織にも様々な作用を及ぼしている。特に中枢神経系に対して食欲を抑制し，肝臓や脂肪細胞に対して脂肪分解を促進して肝内脂肪と体脂肪を減少させるので，肥満とインスリン抵抗性の改善が期待できる。また消化管の蠕動を抑制して消化吸収を遅延させるので，糖類分解酵素阻害薬と同様の機序による食後血糖改善効果がある。さらに腎臓・心血管系に対する保護作用があり，腎症や心血管合併症の発症・進行を抑制する効果が期待できる。それゆえ，DPP-4阻害薬やGLP-1受容体作動薬には血

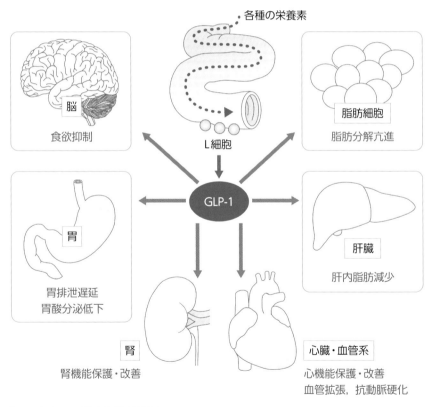

図5　GLP-1の様々な膵外作用

糖低下作用以外の効果についての研究が進められており，筆者らも両剤の肝内脂肪と体脂肪の減少効果を報告している[14, 15]。

　食事摂取によりL細胞から分泌された活性型GLP-1はDPP-4阻害薬を服用していない限り，DPP-4により素早く分解されるため，活性型GLP-1の半減期はわずか数分しかない。図6[16]はL細胞（**A**）から分泌された活性型GLP-1の濃度変化である。腸管粘膜の血管から門脈（**B**）に流入した時点で，活性型GLP-1は分泌さ

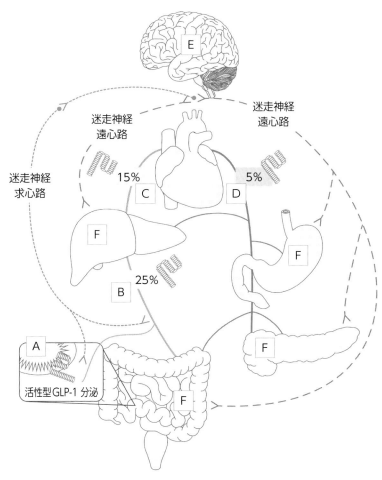

図6　活性型GLP-1の濃度変化と神経作用　　　（文献16をもとに作成）

れた量の25％にまで低下し，下大静脈（C）では15％に，さらに左心室から大動脈
（D）に出た時点では5％にまで低下している。わずか5％といっても0％ではない
ので，これが血行性に全身の臓器・組織にGLP-1作用をもたらしていることは間違
いない。しかし，より重要な点は，図6[16)]の破線で示すように，L細胞（A）から分泌
された活性型GLP-1の一部は腸管壁や門脈壁にあるGLP-1受容体を持つニュー
ロンに直ちに結合し，迷走神経求心路を介して中枢神経（E）に情報が伝達され，中
枢神経系から迷走神経遠心路により内臓の臓器・組織（F）に様々な指示が出される
ことである。たとえば，肝臓に対する糖新生抑制やグリコーゲン分解抑制，膵臓に
対するインスリン分泌促進，胃・腸管に対する蠕動抑制などである。このような
GLP-1による神経伝達のシステムは腸・脳・内臓の神経連関と呼ばれている。し
たがって，GLP-1の生理作用には血行性のホルモン作用と腸・脳・内臓の神経連関
作用の両方があると考えられている。

4) 地中海式ダイエットはGLP-1の分泌をより増加させる

　前述したように，L細胞はグルコース，アミノ酸，脂肪酸に対する輸送蛋白や受
容体を有するため，どのような食事を摂ってもGLP-1は分泌される。GLP-1に
は血糖低下に加えて，インスリン抵抗性改善や合併症予防の効果も期待できること
を考慮すると，糖尿病における食事療法ではGLP-1分泌をより増加させる食事が
望ましいのは当然である。筆者はGLP-1をより増加させる食事の代表例が地中海
式ダイエットであると考えている。この食事の特徴は，①肉類，乳製品を控えて魚介
類を多く摂る（魚介類は飽和脂肪酸が少なく，多価不飽和脂肪酸が多い），②オリー
ブオイルを多く摂る（一価不飽和脂肪酸のオレイン酸が多い），③全粒穀物，野菜，
ナッツ，フルーツを多く摂る（食物繊維，ビタミン，ミネラル，ポリフェノールが多
い），④食事の際に適度なワインなどのアルコール飲料を摂取する（赤ワインにはポ
リフェノールが多く含まれる），以上の4点でありGLP-1の分泌増加が期待できる。
　図7[17)]は海外で実施された平均BMI 31の肥満者を地中海式ダイエット群（糖質
50％，脂質32％，タンパク質18％），低脂質食群（一般的な栄養バランス食：糖質
51％，脂質30％，タンパク質19％），低糖質食群（軽度の糖質制限食：糖質40％，

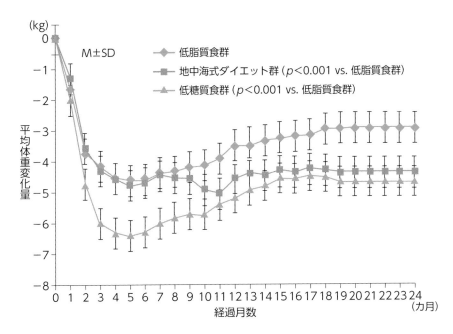

図7　地中海式ダイエットの体重減少効果　　　　　　　（文献17をもとに作成）

脂質38％,タンパク質22％)の3群に割り付け,2年間の体重や血糖の変動を検討
した前向き研究の結果である。2年間の体重変動の推移を見ると,2年後の平均体
重減少量は地中海式ダイエット群が4.4kg,低糖質食群が4.7kg,低脂質食群が
2.9kgであり,地中海式ダイエット群は低脂質食群と三大栄養素の割合はほぼ同じ
であるにもかかわらず,大きな体重減少量を示し,減少量の程度は低糖質食群と同
程度であった。また糖尿病を有する対象者についてサブ解析した結果,空腹時血糖
と空腹時インスリンはともに地中海式ダイエット群が他の2群に比して有意に低下
しており,インスリン抵抗性改善による血糖低下とインスリン分泌の節約効果が示
された。肥満者を対象とした別の検討[18]では,地中海式ダイエット（糖質47％,脂
質38％,タンパク質15％）,高脂質食（地中海式ダイエットと同じ栄養素の割合で
あるが,脂質の60％が飽和脂肪酸で構成される肉類,乳製品中心の一般的な高脂質
食）,高糖質食（糖質65％,脂質20％,タンパク質15％）の3種類の食事を各々4週

間摂取するクロスオーバー試験が行われ，各4週間後の空腹時検査と標準食負荷試験による代謝因子の変動が比較検討された。その結果，地中海式ダイエットは高糖質食に比してGLP-1分泌が多く，食後のインスリン分泌が少なく，食後血糖も低いことが示された。また飽和脂肪酸が多い高脂質食に比して，GLP-1の分泌は同程度であったが，空腹時の血糖とプロインスリン，HOMA-IRがより低値であったことが示され，地中海式ダイエットは総合的に最も高い代謝改善効果が認められている。

　以上から適正なエネルギー量と栄養バランスに加えて，①肉類や乳製品を控える，②地中海式ダイエットに用いられる食材（魚介類，全粒穀物，野菜類，魚介類，オリーブオイル，ナッツ，フルーツ，ワイン）を上手に摂る，③ただし，フルーツは単純糖質も多いので過剰摂取に注意する，以上の3点が食材のヒントになると思われる。

5) 2回目と3回目の食事の現象

　2回目の食事の現象（second meal phenomenon）とは図8A[19]に示すように，1回目の食事（朝食）後の血糖上昇に比して，2回目の食事（昼食）後は血糖上昇の程度が小さくなることを指す。この機序として従来から考えられていたのは，血中の遊離脂肪酸（free fatty acid：FFA）の濃度変化である。夜間から翌朝にかけての時間帯は，インスリンは基礎分泌のみの低値で推移している。インスリンは脂肪組織に対して脂肪合成促進，脂肪分解抑制に作用しており，インスリン濃度が低い夜間は脂肪合成が低下し，脂肪分解に傾いている。脂肪（中性脂肪）が分解されるとグリセロールと脂肪酸になるが，前者は肝臓で糖新生の基質として利用され，後者は骨格筋や心筋のエネルギー源として利用されている。その結果，図8Bに示すように血中FFAは朝食前が最も高値を示すが，朝食摂取により急速にインスリンが追加分泌されると（図8D），脂肪組織は脂肪分解から脂肪合成に傾くため，FFAは急速に低下する。FFAはインスリン作用の妨害因子であり，朝食時にはFFAが高いために朝食後の血糖上昇が大きいが，昼食時にはFFAが低下しており，インスリン作用が妨害されなくなるために昼食後の血糖上昇は朝食後に比して小さくなると考

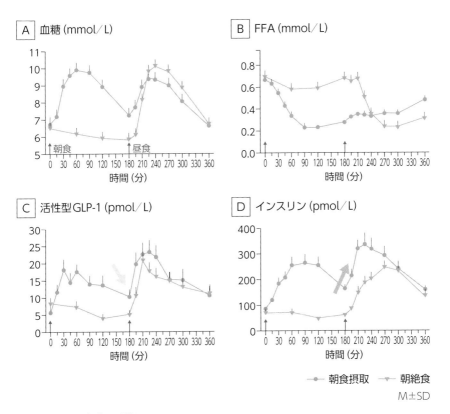

A 血糖 (mmol／L)

B FFA (mmol／L)

C 活性型GLP-1 (pmol／L)

D インスリン (pmol／L)

時間 (分)

朝食摂取 —●—   朝絶食 —▼—

M±SD

図8　2回目の食事の現象
FFA：遊離脂肪酸
（文献19をもとに作成）

えられる。一方、朝絶食として昼食を1回目の食事として摂った場合の昼食後の血
糖上昇は、**図8A**のように朝食を摂取して昼食を摂った場合に比して大きくなって
いる。これは、**図8D**に示すように、朝を絶食にするとインスリンは昼食前まで基
礎分泌が持続して低値であるため、FFAは昼食前まで高値が持続し（**図8B**）、この
ためFFAによるインスリン作用妨害から昼食後の血糖上昇が大きくなると考えら
れる。このようなFFAの濃度変化以外に、最近はGLP-1も2回目の食事の現象に
関わっていることが注目されている。**図8C**に示すように、朝を摂るとGLP-1
の分泌が増加するが、昼食前の時点でもGLP-1は朝食前のレベルまでには低下し
ていない（矢印）。一方、朝を摂らなければGLP-1は昼食前まで低値が持続して

いる。したがって，朝食を摂取したときには朝食後から昼食前までのGLP-1の作用により，図8Dに示す昼食時のインスリン追加分泌のスピードが朝食時よりも速くなっている（矢印はインスリンの立ち上がる角度が急になっていることを示す）。さらにGLP-1による腸・脳・内臓の神経連関作用の亢進も加わり，昼食後の血糖上昇は朝食後の血糖上昇より小さくなると考えられる。

　それでは，朝食を摂ると3回目の食事となる夕食後の血糖上昇までも抑えられる，すなわち3回目の食事の現象（third meal phenomenon）は起こるだろうか。この点を検討した結果が図9[20]である。図9Dは血糖変動の比較であるが，朝食，昼食，夕食の3食を摂った場合は朝絶食で昼食と夕食を摂った場合と比較して，昼

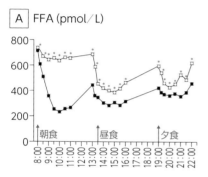

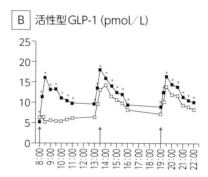

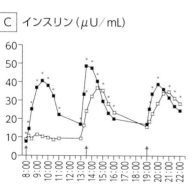

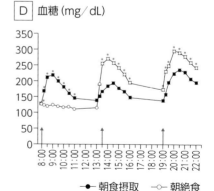

●—朝食摂取　　○—朝絶食

M±SE

図9　2回目，3回目の食事の現象
FFA：遊離脂肪酸

（文献20をもとに作成）

食後も夕食後も血糖上昇は小さくなっており，2回目に加えて3回目の食事の現象も認められる。FFA濃度は図9Aに示すように朝食を摂った場合は昼食前も夕食前も朝絶食時の場合より低くなっており，また図9Bに示すようにGLP-1も朝食を摂取することにより朝食後から昼食前，および昼食後から夕食前にかけて，朝絶食時より高くなっている。興味深いのはインスリンの変動であるが，図9Cのように，朝食を摂取すると昼食後と夕食後のインスリン追加分泌の立ち上がりが速くなり，ピークも高くなっている。したがって，朝食の摂取は昼食と夕食の食後血糖上昇を抑制する効果があり，2回目と3回目の食事の現象には昼食前と夕食前のGLP-1の上昇が関与していると推測される。

6) 朝食前の補助食材で朝食前のGLP-1を上昇させる

以上の結果をふまえると，朝食前にGLP-1を上昇させる補助食材を前もって摂取しておくと朝食後血糖も改善できる可能性がある。図10[21]は韓国のグループが開発した補助食材の検討結果である。これは糖質0.4g，乳清タンパク9.3g，大豆タンパク1.4g，脂質0.3g，食物繊維12.7gからなるもので，朝食前30分と朝食直後に摂取した場合とで2型糖尿病患者を対象にクロスオーバー試験を行って，GIP，GLP-1，インスリン，血糖の変動を比較している。GIPの変動には大きな差異はないが（図10D），GLP-1は朝食30分前の摂取により朝食前で既に上昇しており，朝食後も全般的に食直後の摂取に比して高値で推移している（図10A）。そして図10Bに示すように食後のインスリン追加分泌の立ち上がりが速くなり，それにより食後血糖が低下するのでインスリンのピークが低くなり，インスリン分泌が節約されている。実際，3時間のインスリン変動曲線下面積は有意に低くなっている（図10C）。血糖も図10Eのように全般的に低い傾向であり，図10Fの3時間の血糖変動曲線下面積も有意に低下している。以上から，糖質をほとんど含まない食材を朝食の前に摂取して，あらかじめGLP-1を上昇させておいてから朝食を摂ると朝食後血糖の改善も期待できる可能性があると考えられる。

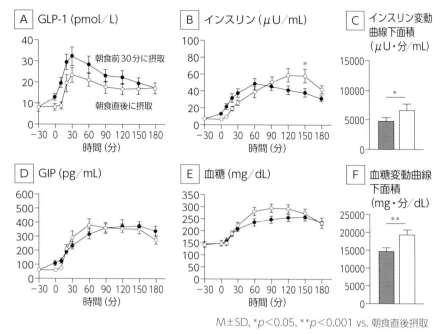

A GLP-1 (pmol／L)

朝食前30分に摂取

朝食直後に摂取

B インスリン（μU／mL）

C インスリン変動
曲線下面積
（μU・分/mL）

D GIP (pg／mL)

E 血糖 (mg／dL)

F 血糖変動曲線
下面積
（mg・分／dL）

M±SD, *p＜0.05, **p＜0.001 vs. 朝食直後摂取

図10　朝食前の補助食材が朝食後血糖に及ぼす効果　　　（文献21をもとに作成）

7) 食事の順序に注意する

　しかし補助食品を毎日朝食30分前に摂ることは現実的ではない。したがって，朝食時の主食摂取前にGLP-1を上昇させておくには，主食の前に何を食べるか，すなわち食事の順序を考えることが重要となる。これは昼食や夕食の際でも同様である。従来から消化・吸収をゆっくりさせる食物繊維を多く含む野菜・海藻・キノコ類を主食前に十分量摂取すること（ベジタブル・ファースト），および食事自体をゆっくり摂ること（少なくとも20分以上を目安に）が指導されている。これは日本人の2型糖尿病患者におけるインスリン分泌の特徴は食後の追加分泌の遅延であり，食後血糖をゆっくり上昇させることでインスリン上昇と血糖上昇のタイミングが接近すると食後血糖が改善するからである。これに加えて，GLP-1の上昇をもたらす副食を主食の前に摂ることも食後血糖の改善には重要である。この点については多くの検討が行われ，食物繊維の多い野菜中心の副菜➡肉や魚などのタンパク

質，脂質を中心とする主菜➡糖質中心の主食➡単純糖質を含むデザート（希望する場合）の順で食べることにより，GLP−1の分泌増加と消化管の蠕動遅延を介して食後血糖の改善が期待できることが示されている[22, 23]。このような食事の順序は日本人が以前から行ってきたものであり，実行しにくいことではない。今一度，このような食事の順序の重要性を見直す必要がある。

4 食物繊維と主食の工夫で血糖を改善

1) 食物繊維の効果

　食物繊維はヒトの消化酵素では消化されないため，栄養源としては利用されず，小腸を経て大腸まで達する食品成分である。整腸効果による便秘予防以外にも，糖類の消化・吸収を遅延させて食後の血糖上昇を緩徐にさせる効果やコレステロールの吸収抑制による血中コレステロール低下効果がある。さらに食物繊維は食事のエネルギー密度を減らす効果もある。エネルギー密度とは食事のエネルギー量を食事のボリュームで割り算したものである。食物繊維自体のエネルギー量は微少であるが，食物繊維を多く含む野菜や海藻，キノコなどを多く使用するとボリュームが増すのでエネルギー密度は低くなる。したがって，エネルギー量が多くなくても，腹持ちが良くなり間食を防止できることにつながる。

　これらに加えてさらに重要なことは，食物繊維が腸内細菌の発酵源になることである。食物繊維は水溶性繊維と不溶性繊維に大別されるが，発酵性は前者のほうが後者より高い。食物繊維を多く摂取すると，食物繊維を発酵できる細菌が相対的に増加し，これらの細菌は代謝物として酢酸，プロピオン酸，酪酸などの短鎖脂肪酸を産生して腸管腔内に放出する。前述したように小腸下部から大腸上部にはGLP−1を分泌するL細胞が存在するが，L細胞には短鎖脂肪酸に対するG蛋白質共役受容体のGPR41，GPR43が発現している。したがって，食物繊維の摂取量が増加するとGLP−1の分泌が増加する。さらに短鎖脂肪酸は便中に含まれて体外に排泄されるのみならず，腸管粘膜から吸収されて門脈から肝臓を経て全身循環に流入し，様々な生理的効果をもたらしている[24]。

2) 食物繊維は多いほど効果が高い

　したがって，食物繊維を多く摂取すると，様々な効果により血糖の改善が期待できる。**図11**[25)] は1型，2型の糖尿病患者を対象に行われた食物繊維の摂取に関する複数の疫学研究を総合解析し，1日の食物繊維摂取量と死亡率の関係を検討したものである。**図11A**は総死亡，**図11B**は心血管死亡についての結果であるが，いずれも食物繊維摂取量が多いほど死亡リスクが低下している。さらにこの解析では，食物繊維摂取量が多くなるほど，HbA1cも低下するとしている。厚生労働省は1日当たりの目標食物繊維摂取量を男性20g以上，女性18g以上としているが，糖尿病学会では男女とも20g以上を推奨している。しかし，この研究の著者らは血糖改善，肥満改善，死亡率低下には1日20g程度ではなく，30g程度まで摂取量を増加させることを提案している。

3) 食物繊維量は目標に達していない

　表3は厚生労働省が行った2016年と2018年の国民健康・栄養調査[26, 27)] の結果から，食物繊維の1日摂取量について抜粋したデータである。食物繊維を多く含む

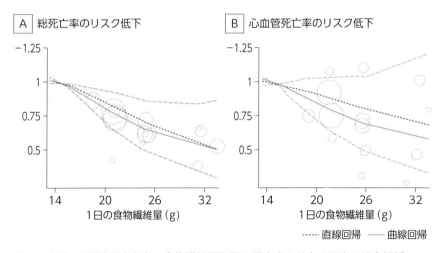

図11　1型，2型糖尿病患者の食物繊維摂取量と死亡率の前向き研究の総合解析
〇は各研究の症例数の規模をサイズで示している。

（文献25をもとに作成）

表3 食物繊維を多く含む食材の1日摂取量 (国民健康・栄養調査より)

	エネルギー (kcal)	野菜類 (g)	キノコ類 (g)	海藻類 (g)	果実類 (g)	豆類 (g)	食物繊維 (g)
2016年	1878	277	17	12	102	62	15
2018年	1930	281	17	9	101	66	15

20歳以上, 男女計, 小数点以下は四捨五入して表示。

(文献26, 27をもとに作成)

代表的な食材は野菜類, キノコ類, 海藻類であるが, この合計量はおよそ300gである。これらの食材は1日350g以上の摂取が目標とされているが, それより少ない。もちろん, 食物繊維はこれら3種類以外に果実類や豆類にも含まれ, 主食である穀類にも含まれているが, それらすべてを合計しても1日の食物繊維摂取量は15gにすぎない。厚生労働省が策定している「日本人の食事摂取基準 (2020年版)」[28]では, 1日の食物繊維摂取量の目標を18〜64歳の男性で21g以上, 女性で18g以上としており, 糖尿病学会でも20g以上を目標としているが, これらに比べると明らかに摂取不足である。一般に目標量の食物繊維を摂取するには, 野菜類, キノコ類, 海藻類を合計350g以上摂ることが目安とされている。これら3種類の食材は糖尿病学会編・著の食品交換表[8]における「表6」に相当し, 1日に1.2単位 (およそ360g) の摂取が推奨されている。筆者が勤務していた大学の付属病院でも, 入院中の糖尿病患者さんに提供する糖尿病食は表6を1日1.2単位程度となるように献立を調整していた。それでも1日の食事全体に含まれる実際の食物繊維量を計算すると16〜18g程度であり, 20gには到達していなかった。したがって, 野菜類, キノコ類, 海藻類の合計摂取量を300gから360gに増量しても, 目標の20g以上の達成は困難と思われる。

4) 野菜などを増やして食物繊維を多く摂る

それでは, どうすれば1日20g以上の食物繊維を摂取できるだろうか。方法は2つある。第一は野菜類, キノコ類, 海藻類は1日合計500g以上を目標とすることである。これらの食材は加熱して火を通すことで, ボリュームは小さくなる。多く摂

ることで咀嚼回数が増加し，ゆっくり食べることにもつながる。また，主食より先に食べることで満腹感も得やすく，主食の食べすぎを防止することにもなる。筆者自身は毎日この程度の量を摂っており，無理な量とは考えていない。外来患者さんに野菜類，キノコ類，海藻類を副菜としてどのように摂っているか質問すると，多くの方が「朝食時はほとんどなし，あるいは少しだけ」「昼食では朝食のときより少し多め」「夕食時は朝・昼が少しだったので，意識して多く摂るようにしている」と話される。このような方に対しては，①生野菜は見た目には多く見えても実際の量は多くないので，火が通った副菜を組み合わせて摂る，②朝食を自宅で食べる場合は前夜から翌朝用に副菜を用意しておく，③朝食は外食，またはテイクアウトして職場で食べる場合は，野菜などの副菜を必ず1品，できれば2品，④昼食時にも2品以上，⑤夕食時には3品，2品だけなら各量を多めに，⑥副菜は1日合計で6品以上，この6項目を心がけて頂くようアドバイスしている。

5) 茶色い主食で食物繊維を多く摂る

　第二の方法は主食の工夫である。表4[29]は主食1食分当たりのエネルギー量と食物繊維量である。食材によって水溶性繊維と不溶性繊維の割合は異なり，両者の生理学的，代謝学的な効果は異なる。しかし，摂取目標はあくまで合計量であり，両者の細かい割合まで気にする必要はない。白米ご飯には食物繊維がほとんど含まれていないのが一目瞭然である。うどんやパスタなどもそれほど多くない。筆者のお勧めは，麺類なら日本そば，パンならライ麦パン（日本では100%ライ麦パンは少なく，30〜80%程度のものが多い），米なら玄米やもち米玄米，麦ご飯（大麦を混ぜたもの）である。このような茶色い主食には食物繊維が多く含まれている。表5[29]は『日本食品標準成分表2015年版（七訂）』主食用の粉100g当たりの食物繊維量の比較である。食物繊維は米粉や小麦粉と比べてそば粉に多く含まれ，さらにライ麦粉には非常に多く含まれていることがわかる。表4[29]に戻り，3食とも白米ご飯なら食物繊維量は1日わずか1.5gだが，3食を茶色い主食にすると，7.5g以上になり，6.0g以上の違いになる。

　筆者ら[30]はもち米玄米の血糖改善効果を報告しているが，インターネット通販で

表4　主食1食分当たりのエネルギー量と食物繊維量

種類	エネルギー(kcal)	水溶性繊維量(g)	不溶性繊維量(g)	合計繊維量(g)
うどん1玉(生100g)	270	0.5	0.7	1.2
日本そば1玉(生100g)	274	1.0	1.7	2.7
中華麺1玉(生100g)	281	0.7	1.4	2.1
パスタ1人前(生100g)	247	0.8	0.7	1.5
食パン(100g)	264	0.4	1.9	2.3
フランスパン(100g)	279	1.2	1.5	2.7
ロールパン(100g)	316	1.0	1.0	2.0
ライ麦パン(100g)	264	2.0	3.6	5.6
白米ご飯(乾150g)	252	0	0.5	0.5
発芽玄米(乾150g)	250	0.3	2.4	2.7
もち米玄米(乾150g)	286	未測定	未測定	4.8
1.5割大麦ご飯(乾白米130g+乾押麦23g)	296	1.4	1.2	2.6

注:「日本食品標準成分表」は2020年版(八訂)が発表されているが,食物繊維の測定法が食材により異なるため,七訂版のデータを取り上げた。

(文献29をもとに作成)

表5　主な主食粉100g当たりの食物繊維量

種類	エネルギー(kcal)	水溶性繊維量(g)	不溶性繊維量(g)	合計繊維量(g)
米粉(白米を粉状にしたもの)	374	検出不可	1.6	1.6
小麦粉(薄力粉1等)	367	1.2	1.3	2.5
小麦粉(強力粉1等)	365	1.2	1.5	2.7
そば粉(全層粉:外皮と胚芽を除いたもの)	361	0.8	3.5	4.3
ライ麦粉(全粒粉)	334	3.2	10.1	13.3
ライ麦粉(外皮,胚芽を除いたもの)	351	4.7	8.2	12.9

注:「日本食品標準成分表」は2020年版(八訂)が発表されているが,食物繊維の測定法が食材により異なるため,七訂版のデータを取り上げた。

(文献29をもとに作成)

購入可能であり玄米と同じように炊飯できる。また，炊飯済みの冷凍製品も通販で入手できる。うるち米の玄米はパサパサした食感であるが，もち米玄米は適度な粘りがあり，香りと味も良くて飽きのこない主食である。また，もち米玄米で製造した茶色い乾燥もち（玄米もち）が市販されており，これも筆者の好物である。筆者の毎朝の主食は玄米もちかライ麦パンのどちらかである。白いご飯や白い麺に慣れている方に，いきなり3食とも茶色い主食に変更を勧めても無理なので，まずは1日のうち1食だけ茶色い主食にすることを提案している。

6) 食物繊維の摂取に関する注意点

前述のように目標の食物繊維量は「20g」ではなく「20g以上」であり，多く摂るほど高い効果が期待できるので，上記の2つの方法を両方行うことが望ましい。その際，多く摂りすぎることで人によっては便秘や下痢をきたす可能性があるため，体調の許す範囲にとどめておくことが大切である。なお，野菜ジュースや青汁，食物繊維のパウダーなどで補うのはどうかとの質問をよく頂く。これについては，信頼できる研究データが少なく，その是非については議論できない。しかし健康を害するわけではないので，「あくまで主食や副菜で摂ることが基本だが，それを補うという考え方で利用することは差し支えない」と返答している。ただし，野菜ジュースなどはなるべく単純糖質や塩分を添加していないものを選ぶこと，果汁など糖質を含むものは食前より食中から食後に摂るようアドバイスしている。

7) 全粒穀物の素晴らしさを考える

全粒穀物（whole grain）とは，外皮（麦類ではふすま，米類では糠）や胚の表層部を除去しない，すなわち精白しない穀物を指す。前述した玄米やもち米玄米，全粒粉のライ麦パン以外にも，全粒粉の小麦を使ったパンや挽きぐるみの日本そば，オートミール（脱穀した燕麦）なども該当する。筆者らは前述したもち米玄米の血糖改善効果を報告しているが，表6は日本食品分析センターに依頼した成分分析の結果の抜粋である。炊き上がり100g当たりで比較しているが，うるち米玄米はうるち米を精白した白米と比較して明らかに食物繊維やミネラル，ビタミン類が多い。し

表6　炊き上がり100g当たりの成分比較

項目	単位	うるち米白米	うるち米玄米	もち米玄米
総エネルギー	kcal	150	148	191
糖質	g	33.0	31.0	38.5
脂質	g	0.4	1.4	2.3
タンパク質	g	2.0	2.6	3.9
総食物繊維	g	0.2	2.2	3.2
ビタミンB$_1$	mg	0.0	0.11	0.20
Mg	mg	2	42	51
ロイシン	mg	164	203	341
グルタミン酸	mg	346	427	717
P	mg	13	48	74
K	mg	9	80	124

かし，もち米玄米はうるち米玄米よりこれらの含有量がさらに多い。ビタミンB$_1$は糖代謝に必須のビタミン，Mgはインスリン感受性増強に重要なミネラル，ロイシンは筋肉蛋白合成に重要な必須アミノ酸であるため，もち米玄米はうるち米玄米以上に有用な効果が期待できる。さらにうまみ成分であるグルタミン酸も多く含まれ，これがもち米玄米の味と食感の良さに関係している。ただし，P（リン）やK（カリウム）が多いことから，末期腎不全で高リン血症，高カリウム血症を呈している患者さんには勧められない。

　全粒穀物は豊富な食物繊維に加えて，ビタミン，ミネラル，ポリフェノールなどの抗酸化物質を含むため，抗動脈硬化や発癌予防にも効果が期待されている。図12[31]は，動脈硬化症と癌の発症に対する全粒穀物の関連性を検討した複数の研究を総合解析した結果である。図12[31]の各横軸は1日の全粒穀物の摂取量，縦軸は図12Aが脳卒中，図12Bが心筋梗塞，図12Cが癌における発症リスク低下の程度を示している。全体的に1日の摂取量が多いほど，発症率が低いことがわかる。図中の矢印は1日に100g摂取した場合であるが，脳卒中の発症リスク比は0.75（25%リス

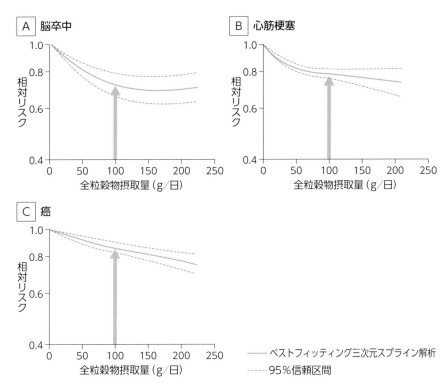

図12　全粒穀物は動脈硬化症や発癌の抑制に有効　　　（文献31をもとに作成）

ク低下），心筋梗塞では0.80（20％リスク低下），癌では0.85（15％リスク低下）で
あり，全粒穀物の摂取は動脈硬化症と発癌に対する予防効果が期待できる。

　さらに全粒穀物は歯周病予防との関連性も指摘されている。**表7**[32]は米国の国民
健康栄養調査における約6000名の調査協力者について，全粒穀物の摂取量と歯周
疾患の関連性を検討した結果である。対象者は歯科医の診察により歯肉炎や歯周病
などの歯周疾患の程度により4群（なし・軽症・中等症・重症）に分類され，全粒穀物
の摂取量によっても4群に分類されている。最も全粒穀物を多く摂っている第4群
における中等症・重症の歯周疾患有病率を1.0とすると，全粒穀物をまったく摂取
していない第1群では1.32倍の高率になっている。このような糖尿病，動脈硬化
症，癌，歯周疾患などに対する全粒穀物の予防効果のエビデンスをふまえて，米国

表7 全粒穀物摂取量と歯周疾患の関連性

摂取量による分類	摂取量 (g/日) (平均)	人数	オッズ比 (95%信頼区間)
第1群（最低）	0	1732	1.32 (1.08～1.62)
第2群	0～18 (9.3)	1486	1.06 (0.81～1.38)
第3群	18～42 (29)	1458	0.95 (0.81～1.12)
第4群（最高）	42～ (77)	1376	1.0

年齢，性別，人種，教育，収入，喫煙で補正。

（文献32をもとに作成）

表8 2015-2020米国人のための食生活指針

エネルギー量	1400kcal	1600kcal	1800kcal	2000kcal
全粒穀物（g）	71	85	85	85
精白穀物（g）	71	71	85	85

（文献33をもとに作成）

農務省・保健福祉省による「2015-2020米国人のための食生活指針」[33]では，表8に示すような1日の全粒穀物の摂取量が設定されている。これを見ると1日の穀物摂取量の半分を全粒穀物で摂ることが推奨されている。日本では全粒穀物に関するエビデンスが少なく，このような基準はいまだ設定されていないが，まずは全粒穀物の主食を1日1食は摂ることから始めたい。

8) 総エネルギー量の遵守より食物繊維の摂取量増加を優先

食物繊維を多く摂る方法として，野菜類，キノコ類，海藻類などの副菜を目標500g以上食べること，茶色い主食を取り入れることを解説した。さらに豆類や果皮つきの果実を増やすことも食物繊維の摂取量増加につながる。しかし，食物繊維の摂取量を増やすことは，食材に含まれる栄養量の増加，調味料や調理用油の使用

量増加により，摂取エネルギー量全体が増加することになる。したがって，食物繊維の摂取量増加は血糖改善が期待できる反面，エネルギー量増加による血糖上昇をまねく可能性もある。それゆえ，食物繊維量の増加と設定エネルギー量の遵守のどちらを優先させるべきかについて，しばしば質問を頂く。この疑問に答えられる大規模な前向き研究はないが，筆者は食物繊維量の増加を優先させており，実際に多くの患者さんで食物繊維の摂取量増加により血糖改善を認めている。しかし，逆に血糖悪化や体脂肪増加を認めるケースでは，エネルギー量増加を注意するようアドバイスしている。

9) レジスタントスターチ

　デンプンは小腸で消化酵素により完全に消化されてグルコースになり，小腸粘膜から吸収されるものと考えられがちだが，デンプンの一部は小腸で消化されずに大腸まで運ばれ，腸内細菌の発酵源になることが知られている。これらは消化酵素抵抗性デンプン，すなわちレジスタントスターチ (resistant starch：RS) と呼ばれている。RSとはヒトの小腸管腔内で消化・吸収されることのないデンプンおよびデンプンの部分的分解物の総称である。したがって，食物繊維と同様の特性を持つため，両者は混同されがちであるが，RSはデンプン性，食物繊維は非デンプン性の多糖類であり，化学構造が大きく異なる。

　デンプンはαグルコースが重合したものであるが，穀類にはアミロースとアミロペクチンの2種類のデンプンが含まれている。2種類のデンプンの違いを図13に示す。アミロースはαグルコースの1位の炭素に結合しているヒドロキシ基 (–OH) と，隣のαグルコースの4位の炭素に結合しているヒドロキシ基 (–OH) の間で水分子が縮合され，結合した構造 (α1–4–グリコシド結合) が連続した直鎖構造をとっている。一方，アミロペクチンはα1–4–グリコシド結合の直鎖構造において1つのαグルコース分子の6位の炭素に結合しているヒドロキシ基 (–OH) と，別なαグルコースの1位の炭素に結合しているヒドロキシ基 (–OH) の間で水分子が縮合され，結合 (α1–6–グリコシド結合) することで分岐が生じ，分岐したαグルコースにα1–4–グリコシド結合で鎖が伸びていくことにより多数に枝分かれした構造を

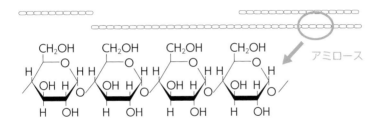

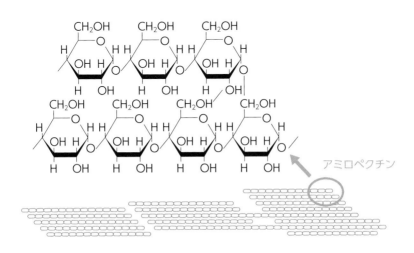

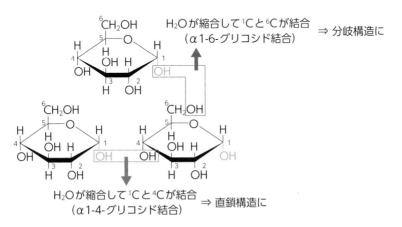

図13　食用穀類に含まれる2種類のデンプン

とっている。アミロースは乾燥性，アミロペクチンは粘性が特徴であり，うるち米はアミロペクチン65〜85％，アミロース15〜35％の割合で含まれるが，もち米はアミロペクチンが100％であるため，粘りのある食感になっている。

RSは4種類に分類されている（表9）[34]。RS1は破砕が不十分な穀類や豆類など，消化酵素の作用が物理的に内部のデンプン部分に及ばないもので，全粒穀物や精製度の低い穀類が相当する。RS2はアミロース含有量が50％を超えるものである。多くの食用穀類はアミロースが0〜30％と少なく，アミロペクチンが70〜100％と大半を占めている。穀類は水を加えて加熱調理すると，デンプン分子の隙間に水分子が入り込み，分子構造が緩んでゲル状に変化する。これを糊化と呼び，この状態になると消化酵素が作用して消化・吸収が可能となる。アミロースは長い直鎖構造のため，通常の調理を行ってもアミロペクチンに比して糊化しにくく，アミロースの含有率が高いものほど消化・吸収されにくい。そこで，アミロースの含有率が高くなるように品種改良したものが開発されている。RS3は糊化したデンプンが冷却後に変質したものである。糊化したデンプンは冷却によりデンプン内から水分子が遊離されて元の構造に戻ろうとするが，完全に元の立体構造には戻らない。このような糊化後の冷却過程でさらに構造が変化した状態を老化と呼んでいる。冷凍あるいは冷却した白米を電子レンジで再加熱して食べると，炊きたての温かい白米より血糖上昇が抑えられるとの報告も散見されるが，冷却した白米に含まれるRS

表9　レジスタントスターチの分類

種類	性質	食品例
RS1	物理的に内部まで消化酵素が作用できない	全粒穀物，精製度の低い穀類など
RS2	アミロース含有量が50％を超える	高アミロースとなるよう品種改良された米，小麦，トウモロコシなど
RS3	糊化したデンプンが冷却されて変質	炊飯後に冷却，冷凍された米，ポテトなど
RS4	架橋や置換基などの化学的修飾を加えたもの	加工食品などに添加されている各種パウダー

（文献34をもとに作成）

は全デンプン量の1～2％程度であり, RS3が糖尿病の食事療法として有用である か否かは不明である。最後のRS4はデンプン分子に架橋などの人工的な化学修飾 を施して消化されにくい構造にしたもので, 様々な製品開発が行われ, 加工食品な どに添加されている。

　RSはデンプンではあるが, グルコースまで消化されない。RSを多く含む食材は 血糖上昇が抑えられることに加えて, 腸内細菌の発酵源となって短鎖脂肪酸の産生 が増加するためGLP-1の分泌増加も期待できる。以上から, RSは血糖改善に有利 と推測される。実際, 種々のRSのパウダーが市販されており, 血糖改善やインス リン抵抗性改善に関する検討も行われている。また, RSの含有率が上昇するよう に品種改良した米や麦類の開発も行われており, 筆者もRSの含有率が高いうるち 米の開発に協力している。しかし, 現時点では糖尿病に対するRS製品や冷凍ご飯 などの有用性のエビデンスは不足しており, 今後の製品開発や研究の進展に期待し たい。確実に言えることは, 全粒穀物や精製度の低い穀類はRSと食物繊維を両方 摂取できる食材であり, 茶色い主食を積極的に摂る意義はこの点にもある。

5 間食と夜食, 夕食への対処

1) 補食と間食は異なる

　スポーツや激しい労働で食間にエネルギー補給が必要な場合, 食思不振や消化管 手術後などで一度にまとまった量が食べられない場合, 普段以上に食事間隔が空く 場合, 妊娠中で血糖変動幅を極力小さくしたい場合, などは適切な補食を考慮する 必要がある。その場合は菓子類やフルーツではなく, 主食となる食材を摂るべきで あるが, 具体的なエネルギー量や食材の内容, 補食時にも薬剤を使用するのか, な どについて主治医と相談する必要がある。

　一方, このような補食の必要性がないにもかかわらず, 余分に摂取するのが間食 である。菓子類やソフトドリンクなどは食物繊維をあまり含まず, 大半が単糖類や 二糖類など消化吸収の速い単純糖質で構成されている。第2章 (☞51頁～) で解説 するが, 2型糖尿病では食後のインスリン追加分泌が遅いのが特徴であり, 食事を

ゆっくり摂ることで血糖上昇を遅らせ，インスリン上昇とタイミングを接近させることで食後血糖を改善させることが重要となる。逆に消化吸収の速い単純糖質を間食として摂ると，血糖上昇が急峻となりインスリン上昇とのタイミングはさらにずれるため，エネルギー量の割には血糖上昇幅が大きくなる。そして摂取前の血糖レベルに戻るまでに次の食事時間が来てしまうと，食前血糖が間食を摂らない日より高くなっており，その影響で食後血糖まで高くなる可能性がある。したがって，1回の間食が次の食前から食後の血糖にまで影響することになる。1日に午前と午後とで2回間食を摂ると1日中の血糖上昇をまねきかねない。また間食は体脂肪増加の原因にもなる。図14[35)]は，非肥満の健常男性に対して1日のエネルギー量を適正量から40％増加させた食事を6週間継続し，内臓脂肪と皮下脂肪の変化を検討した結果である。対象者は40％のエネルギー量増加分を3度の食事で増やす群（3食

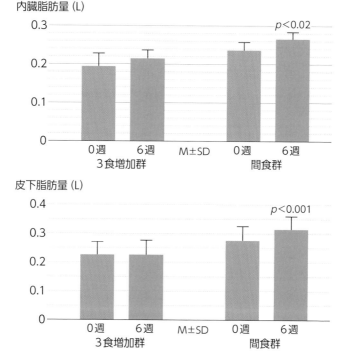

図14　間食による体脂肪の平均変化量　　　（文献35をもとに作成）

増加群）と1日3回の糖質を中心とする間食で増やす群（間食群）に割り付けられて比較されたが，間食群では内臓脂肪も皮下脂肪も有意に増加しており，図には示さないが肝内脂肪も有意に増加していた。それゆえ，不必要な間食は控えるよう指導すべきだが，どうしても中止できない例に対しては，①回数を減らす（1日2回は1回に，毎日1回は隔日に，隔日は週1〜2回に，など段階的に減らす），②1回当たりの量を減らす，③内容を変える（菓子類やソフトドリンク，フルーツ ➡ 豆類，ナッツ類，乾燥昆布や寒天製品など糖質が少なく，食物繊維を多く含むもの），などの方法を相談する。

2) 夜食を習慣的に摂る例は要注意

　糖尿病患者の夜食に関する海外での横断調査の結果を**表10**[36]に示す。夜食摂取群は，1日の総エネルギー量の25%を超える夜食を摂っている集団である。夜食摂取群では，HbA1cが7%を超える血糖コントロール不良，肥満，2項目以上の糖尿病合併症を有する割合が夜食を摂らない対照群に比して有意に高率である。週に2回以上，夕食後に1日の総エネルギー量の25%以上の夜食を摂ってしまう人の中には，食べないと眠れない，就寝前に衝動的に食べてしまう，就寝後にも覚醒して食べてしまう，などを訴える場合がある。これは夜間摂食症候群（night eating syndrome：NES）と呼ばれる摂食障害の可能性がある。摂食障害はうつ病や不安神経症，睡眠障害などを合併することが少なくない。実際，上述の夜食摂取群は不眠，感情障害，うつ傾向が有意に高率であった。したがって，夜食を習慣的に摂る

表10　糖尿病患者における夜食摂取例の特徴

臨床因子	症例数 (%)	夜食摂取群 (%)	対照群 (%)	オッズ比 (95%信頼区間)
n	714	68 (9.7)	645 (90.3)	
HbA1c＞7%	429 (64.0)	53 (77.9)	376 (62.5)	2.2 (1.1〜4.1)
BMI＞30kg/m^2	229 (32.1)	33 (47.8)	196 (30.4)	2.6 (1.5〜4.5)
2項目以上の合併症	194 (27.2)	28 (40.6)	166 (25.7)	2.6 (1.5〜4.5)

（文献36をもとに作成）

患者さんに対しては，なぜ夜食を摂るのか，どの程度の量を食べるのか，どういう状況で夜食を摂るのか，などに注意して問診を行い，基本的には夜食を中止するようアドバイスすべきだが，異常とも思える夜食の摂り方をしているケースは心療内科や精神・神経科の受診を勧める必要がある。

3) 遅い夕食は2分割する

図15[37]は国内の糖尿病例を対象として，夕食の時間の違いが血糖変動にどのように影響するかを検討した結果である。夕食を18時に摂る場合，21時に摂る場合，18時と21時に分割して摂る場合の3パターンのクロスオーバー試験で連続グルコースモニタリング（continuous glucose monitoring：CGM）を用いて血糖変動が比較された。夕食を18時に摂ると夜間から翌朝の血糖が最も低く，夕食は早い時間に摂ることが望ましい。一方，21時に摂った場合は夕食後の血糖上昇幅が大きく，翌朝にかけて血糖が全体的に高値だが，夕食を2回に分割した場合は夜間の血糖が低く，18時に摂った場合と大差ない。なぜ夕食を2回に分割すると，後半

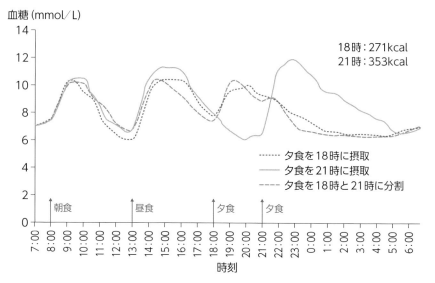

図15　夕食の時間の違いによる血糖変動比較　　　　　　　　（文献37をもとに作成）

の夕食時の血糖上昇幅が抑制されるのだろうか。筆者は2回目の食事の現象と同じことが起こっていると推測している。すなわち，18時の前半の夕食によりGLP-1が上昇し，21時の後半の夕食を摂る時点でのGLP-1が夕食を分割しないで21時に摂る場合に比して高くなっていることが，後半の夕食時のインスリン分泌の促進につながっていると考えられる。したがって，どうしても夕食が遅くなるときは2分割とし，前半摂取後はまだ体を動かすが後半摂取後は就寝までそれほど動かないことを想定して，栄養バランスの割り振りは前半に食物繊維と糖質を中心とする主食と副菜の食事，後半に主食を少なめにして主菜と副菜を中心とする食事をアドバイスするとよい。

　夕食時間を早めることは脂肪肝や体脂肪の減少につながる。遅い夕食や夜食を摂ると，就寝までの時間が短くなるが，就寝までに積極的に運動しない限り，食後に肝臓や筋肉に取り込まれたグルコースはあまり消費されない。直ちに利用されないグルコースはグリコーゲンとして肝臓と筋肉に貯蔵されるが，グリコーゲンの貯蔵量は最大でも肝臓で70～80g，全身の筋肉全体で300～400g程度である。それゆえ，毎日遅い夕食や夜食を摂っていると，肝臓と筋肉のグリコーゲンは深夜帯では既に飽和しており，肝臓と筋肉に取り込まれたグルコースはグリコーゲンとして貯蔵できず，脂肪に変換されてしまう。これが脂肪肝や脂肪筋と呼ばれる状態で，脂肪筋とは筋肉細胞内に蓄積された脂肪を指す。また脂肪組織にもグルコースが取り込まれて脂肪に変換され，体脂肪として蓄積される。これらはすべてインスリン抵抗性の原因になるため，血糖悪化と肥満につながる。

4) 夕食にエネルギー量が偏らないように

　表11[38]は約1200例の非肥満健常者を対象として，1日の総エネルギー量に占める夕食のエネルギー量の割合について海外で行われた6年間の前向き調査の結果である。6年間に肥満（BMIが30以上に増加），糖尿病，メタボリックシンドローム，非アルコール性脂肪肝と診断されたオッズ比（年齢，性別，調査開始時のBMIで補正）について，夕食のエネルギー量の割合が1日の33%未満の最低割合群を1.0とした場合，夕食の割合が48%を超える高度割合群では肥満，メタボリックシンドロー

表11　夕食のエネルギー量増加は体脂肪増加とメタボのリスクに

	最低割合群 ($n = 423$) ($< 33\%$)	中等度割合群 ($n = 418$) ($33〜48\%$)	高度割合群 ($n = 404$) ($\geqq 48\%$)
肥満	1	1.79 (0.89〜3.62) $p = 0.10$	2.33 (1.17〜4.65) $p = 0.02$
糖尿病	1	0.97 (0.34〜2.78) $p = 0.96$	2.26 (0.89〜5.75) $p = 0.09$
メタボリックシンドローム	1	1.32 (0.87〜2.01) $p = 0.19$	1.52 (1.01〜2.30) $p = 0.04$
非アルコール性脂肪肝	1	0.88 (0.60〜1.30) $p = 0.53$	1.56 (1.10〜2.22) $p = 0.01$

オッズ比 (95％信頼区間)

（文献38をもとに作成）

ム，非アルコール性脂肪肝と診断されるオッズ比が1.5〜2.3倍と高くなっている。したがって，早い時間に夕食を摂っても，夕食のエネルギー量が1日全体の半分を超えるようであれば，夜食を摂るのと同様に夜間の脂肪蓄積をまねく可能性があるため，習慣的に夕食のエネルギー割合が過剰になっている場合は3食のエネルギーバランスを是正する必要がある。

6 速食い習慣の是正を

1）2型糖尿病はインスリンの追加分泌が遅い

図16[39)]は筆者が以前に発表した75g-ブドウ糖負荷試験（oral glucose tolerance test：OGTT）における血糖変動とインスリン変動の結果であるが，耐糖能異常群を割愛して示している。正常型群の特徴は糖負荷後の血糖変動と追加分泌されたインスリン変動のタイミングが一致しており，ともに負荷後60分でピークに達し，以後は速やかに低下している。一方，糖尿病型群はインスリン上昇が遅れており，負荷後120分でピークに達したあとに低下している。インスリンの変動曲線下面積は両群で変わらず，空腹時インスリンの平均値はむしろ糖尿病型群がわずかなが

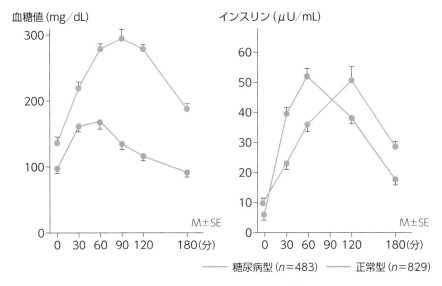

血糖値 (mg/dL)　　　　　　インスリン (μU/mL)

M±SE　　　　　　　　　　　M±SE

—— 糖尿病型 (*n*=483)　　—— 正常型 (*n*=829)

図16　75g-ブドウ糖負荷試験に見るインスリン分泌の特徴　　（文献39をもとに作成）

ら高値である。したがって，2型糖尿病の初期における特徴は，インスリン分泌が全体的に低いのではなく，追加分泌のタイミングが遅いことである。この時点では空腹時血糖は正常で，食後のみ高血糖を呈する。インスリン分泌能が低下してくると，追加分泌がしだいに低くなり，これに伴って食後血糖がさらに高くなる。インスリン分泌能低下が進行すると，空腹時の基礎分泌も低下し，空腹時血糖が上昇する。追加分泌の遅延自体は膵臓の体質であり，遺伝的因子も関与していると考えられている。糖尿病の家族歴を有する人では耐糖能が正常でも，追加分泌の遅延を認めることがある。そのような場合は糖尿病発症を予防するために，糖尿病患者さんに準じた食事のアドバイスが必要である。

2) 速食いは食後血糖を上昇させる

　食後血糖を改善させる基本的な考え方は，食後の血糖上昇とインスリン追加分泌のタイミングの接近を図り，インスリンを効率的に作用させて食後血糖を改善することである。そのためには，最低でも20分以上かけてゆっくり食べること，消化吸

収を緩徐にする十分量の食物繊維を主食の前に摂ることをアドバイスし，薬剤を使う場合は，糖類分解酵素阻害薬（α–グルコシダーゼ阻害薬）で食後血糖の上昇を遅延させる，速効型インスリン分泌促進薬（グリニド薬）で追加分泌を速くさせる，あるいは両剤の併用を行う。逆に速食いは食後血糖を上昇させやすく，速食い自体が糖尿病発症の危険因子のひとつである。おにぎりやお茶漬け，野菜の入らない麺類やパンなど糖質中心の低繊維食は咀嚼回数も少なくて済むため，速食いになりやすい。そのため，血糖上昇とインスリン上昇のタイミングはさらにずれることになり，食後血糖が上昇する。したがって，手軽な糖質中心の低繊維食は単品でなく野菜類などの副菜と一緒に食べるようにアドバイスする。また前項で述べたように，お菓子などの間食も糖質中心の低繊維食品であるため，エネルギー量が多くなくても予想外に血糖が上昇する。それゆえ，間食はなるべく控えるか，糖質が少なく繊維が多いものに変更することが望ましい。

3）速食いは肥満の原因にもなる

　図17[40]は福岡県久山町で行われている久山町研究からの引用である。約7700名を対象に食事の速さに関して調査し，①ゆっくり，②普通，③やや速い，④速い，の4群に分類し，さらに各群を75g–OGTTの結果により正常型，耐糖能異常，糖尿病型の3群に分割して，各集団の平均BMIと平均の1日食物繊維摂取量を比較している。正常型，耐糖能異常，糖尿病型のいずれのタイプでも，食事が速くなるほど平均BMIが高く，逆に食物繊維の平均摂取量が少ない。この結果から，低食物繊維食 ➡ 速食い ➡ 肥満，という因果関係が示唆される。この機序に関する筆者の推測を図18[41]に示す。2型糖尿病では前述したように食後のインスリン追加分泌が遅延している。速食いすると食後の血糖上昇がさらに速くなるが，インスリンの追加分泌は速まらないため，血糖上昇とインスリン上昇のタイミングはさらにずれてしまう。そのため食後血糖のピークは通常以上に上昇し，これはインスリン分泌を亢進させることになり，食後後半のインスリン過剰分泌をまねく。このような遷延性過剰分泌はインスリン分泌能が低下している場合は起こらないが，インスリン分泌能がある程度保持されている場合は食後高血糖に対応してインスリンが過剰に分泌

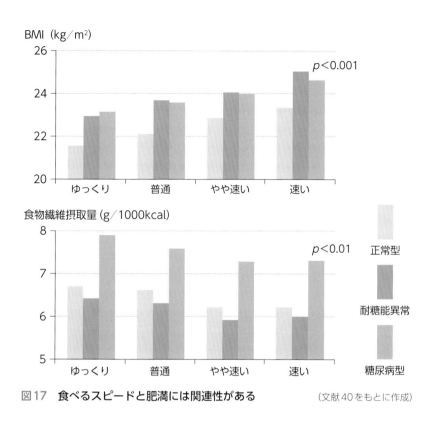

図17　食べるスピードと肥満には関連性がある　　（文献40をもとに作成）

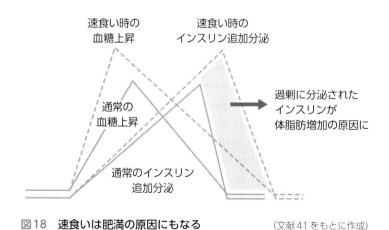

図18　速食いは肥満の原因にもなる　　（文献41をもとに作成）

されてしまう。インスリンは糖代謝への作用以外に，脂肪細胞に対して脂肪合成促進と脂肪分解抑制に作用している。すなわち，インスリンは体脂肪を蓄積させるホルモンでもある。それゆえ，速食いにより普段以上に食後にインスリンが過剰分泌されると，脂肪細胞での脂肪蓄積が促進される結果，体脂肪が増加すると考えられる。したがって，筆者は肥満を伴う患者さんに対して，食事をゆっくり食べることは食後高血糖改善と肥満是正の両方の効果が期待できることを説明している。

7 飲酒について

1) アルコールは栄養源にならない

　酒類に含まれるエチルアルコール（以下，アルコール）は1gから7.1kcalの熱量を生じる。ビール500mLには約20gのアルコールが含まれ，単純計算では142kcalとなるが，これは栄養にはならない。血液中に流入したアルコールの数％は代謝されずに呼気や尿，汗として体外に排泄されるが，残りの大部分は肝臓でアセトアルデヒドを経て酢酸へと代謝される。酢酸は肝臓，筋肉，脂肪組織など全身の組織でさらに代謝され，最終的に水と二酸化炭素になって体外に排泄される。したがって，アルコール自体は栄養源にならないため，アルコールの熱量はエンプティカロリー（中身のないカロリー）と呼ばれる。ただし，ビールやワイン，日本酒などの醸造酒には糖類，その他の栄養素も含まれるため，これはわけて考える必要がある。

2) アルコールの代謝は糖・脂質代謝に影響する

　図19Aは肝臓におけるアルコールの代謝であるが，最初にアルコール脱水素酵素（ADH）でアセトアルデヒドに，さらにアルデヒド脱水素酵素（ALDH）で酢酸へと代謝される。両方のステップでNAD^+（ニコチンアミドアデニンジヌクレオチド）が補酵素として利用され，NADH（NAD^+の還元型）が生じるので，飲酒後のアルコール代謝により肝細胞ではNAD^+が消費され，NADHが増加する。NAD^+の減少は図19Bに示すように，NAD^+を補酵素とする乳酸とグリセロールからの糖新生を低下させる。さらにNAD^+は脂肪酸のβ酸化にも必要であるため，NAD^+の減

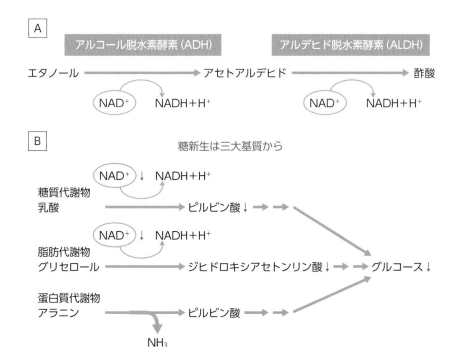

図19　アルコール代謝と糖新生の共通点はNAD$^+$を必要とすること
NAD$^+$：ニコチンアミドアデニンジヌクレオチド（補酵素）

少はβ酸化も低下させてしまう。このため，大量に飲酒するとスルホニル尿素（SU）薬やインスリンを使用している場合は低血糖を起こしやすく，メトホルミンを使用している場合は乳酸アシドーシスのリスクになる。またβ酸化による分解を受けない脂肪酸が中性脂肪合成に利用されるため，持続的で過度な飲酒は脂肪肝と高中性脂肪血症の原因になる。これらに加えて，アルコールは肝臓での尿酸産生を亢進させて高尿酸血症をまねくとともに，アルコール性肝機能障害をきたして肝硬変に至る場合もある。

3) 主治医と相談して節度ある飲酒を

　過度な飲酒は上述のように糖・脂質・尿酸代謝に影響し，最終的には肝機能障害

を惹起するが，適度な飲酒は糖尿病の発症リスクを低下させることも指摘されている[42, 43]。したがって，飲酒量が多くなければ飲酒自体は糖尿病であっても支障はない。ただし，合併症や併発疾患，使用中の薬剤などをふまえて，飲酒の是非については主治医と相談する必要がある。節度ある飲酒について厚生労働省が推進する「健康日本21」では，アルコールで1日20g程度，週に2日は休肝日とすることが望ましいとされている。アルコール20gはビール500mL，日本酒1合，ウイスキーダブル1杯などに相当する。この数値はアルコール消費量と総死亡率に関する疫学研究から導き出されたものであるが，糖・脂質・尿酸代謝に影響しない量もこの程度と考えられている。

おわりに

糖尿病外来で，食事療法に関して筆者が普段，患者さんに説明しているポイントを中心に解説した。患者さんのインテリジェンスや理解力は様々である。食事に関する興味やこだわり，食材の好き嫌いも様々である。マスコミやインターネット上に溢れる情報に惑わされるケースも少なくない。このような患者さんの特性を理解した上で，個別的なアドバイスを行うのだが，本章で紹介した内容のすべてを短時間で患者さんに説明することはできない。筆者は毎回の来院時に少しずつ小出しにして興味を持って頂くようにお話ししている。筆者はこれを患者さんに対するお土産と思っており，次回の話を楽しみに通院を継続して頂くことが主治医に対する信頼獲得とドロップアウト防止につながると思っている。加えて，毎回のお土産話を患者さんから家族や知人に伝えて頂くことが間接的な啓蒙・教育になるよう願っている。

〈文 献〉
1) 日本糖尿病学会，編著：糖尿病治療ガイド2020-2021. 文光堂, 2020, p48-9.
2) Tamakoshi A, et al:BMI and all-cause mortality among Japanese older adults:findings from the Japan collaborative cohort study. Obesity (Silver Spring). 2010;18(2):362-9.

3) Morino K, et al:Total energy expenditure is comparable between patients with and without diabetes mellitus:Clinical Evaluation of Energy Requirements in Patients with Diabetes Mellitus (CLEVER-DM) Study. BMJ Open Diabetes Res Care. 2019;7(1):e000648.

4) 国立健康・栄養研究所:改訂版『身体活動のメッツ (METs) 表』(2012年4月11日改訂). [https://www.nibiohn.go.jp/eiken/programs/2011mets.pdf](2021年5月6日閲覧)

5) Kim K, et al:Association of muscle mass and fat mass with insulin resistance and the prevalence of metabolic syndrome in Korean adults:a cross-sectional study. Sci Rep. 2018;8(1):2703.

6) Kurinami N, et al:Correlation of body muscle/fat ratio with insulin sensitivity using hyperinsulinemic-euglycemic clamp in treatment-naïve type 2 diabetes mellitus. Diabetes Res Clin Pract. 2016;120:65-72.

7) Kim B, et al:Changes in muscle strength after diet-induced weight reduction in adult men with obesity:a prospective study. Diabetes Metab Syndr Obes. 2017;10:187-94.

8) 日本糖尿病学会, 編著: 糖尿病食事療法のための食品交換表. 第7版. 文光堂, 2013.

9) Yamada S, et al:Dietary approaches for Japanese patients with diabetes:a systematic review. Nutrients. 2018;10(8):1080.

10) Nagai Y, et al:Changes of body composition after replacing dietary carbohydrate with a protein supplement for 48 weeks in obese or overweight subjects. 欧州糖尿病学会2019での発表.

11) Murphy CH, et al:Hypoenergetic diet-induced reductions in myofibrillar protein synthesis are restored with resistance training and balanced daily protein ingestion in older men. Am J Physiol Endocrinol Metab. 2015;308(9): E734-43.

12) Cho YM, et al:Glucagon-like peptide-1:glucose homeostasis and beyond. Annu Rev Physiol. 2014;76:535-59.

13) Kårhus ML, et al:Evidence connecting old, new and neglected glucose-lowering drugs to bile acid-induced GLP-1 secretion:A review. Diabetes Obes Metab. 2017;19(9):1214-22.

14) Kato H, et al:Effect of sitagliptin on intrahepatic lipid content and body fat in patients with type 2 diabetes. Diabetes Res Clin Pract. 2015;109(1):199-205.

15) Ishii S, et al:Liraglutide reduces visceral and intrahepatic fat without significant loss of muscle mass in obese patients with type 2 diabetes:a prospective case series. J Clin Med Res. 2019;11:219-24.

16) Smits MM, et al:Gastrointestinal actions of glucagon-like peptide-1-based therapies:glycaemic control beyond the pancreas. Diabetes Obes Metab. 2016;18(3):224-35.

17) Shai I, et al:Weight loss with a low-carbohydrate, Mediterranean, or low-fat diet. N Engl J Med. 2008;359(3):229-41.

18) Paniagua JA, et al:A MUFA-rich diet improves posprandial glucose, lipid and GLP-1 responses in insulin-resistant subjects. J Am Coll Nutr. 2007;26(5):434-44.

19) Lee SH, et al:Potentiation of the early-phase insulin response by a prior meal contributes to the second-meal phenomenon in type 2 diabetes. Am J Physiol Endocrinol Metab. 2011;301(5):E984-90.

20) Jakubowicz D, et al:Fasting until noon triggers increased postprandial hyperglycemia and impaired insulin response after lunch and dinner in individuals with type 2 diabetes:a randomized clinical trial. Diabetes Care. 2015;38(10):1820-6.

21) Bae JH, et al:Postprandial glucose-lowering effect of premeal consumption of protein-enriched, dietary fiber-fortified bar in individuals with type 2 diabetes mellitus or normal glucose tolerance. J Diabetes Investig. 2018;9(5):1110-8.

22) Kuwata H, et al:Meal sequence and glucose excursion, gastric emptying and incretin secretion in type 2 diabetes:a randomised, controlled crossover, exploratory trial. Diabetologia. 2016;59(3):453-61.

23) Seino Y, et al:Dietary recommendations for type 2 diabetes patients:lessons from recent clinical and basic research in Asia. J Diabetes Investig. 2019;10(6):1405-7.

24) Byrne CS, et al:The role of short chain fatty acids in appetite regulation and energy homeostasis. Int J Obes (Lond). 2015;39(9):1331-8.

25) Reynolds AN, et al:Dietary fibre and whole grains in diabetes management: Systematic review and meta-analyses. PLoS Med. 2020;17(3):e1003053.

26) 厚生労働省:平成28年国民健康・栄養調査報告（平成29年12月）. [https://www.mhlw.go.jp/content/000681180.pdf]（2021年5月6日閲覧）

27) 厚生労働省:平成30年国民健康・栄養調査報告（令和2年3月）. [https://www.mhlw.go.jp/content/000681200.pdf]（2021年5月6日閲覧）

28) 厚生労働省「日本人の食事摂取基準」策定検討会:日本人の食事摂取基準（2020年版）「日本人の食事摂取基準」策定検討会報告書（令和元年12月）. [https://www.mhlw.go.jp/content/10904750/000586553.pdf]（2021年5月6日閲覧）

29) 文部科学省:日本食品標準成分表2015年版（七訂）. [https://www.mext.go.jp/a_menu/syokuhinseibun/1365297.htm]（2021年5月6日閲覧）

30) Nakayama T, et al:Eating glutinous brown rice twice a day for 8 weeks improves glycemic control in Japanese patients with diabetes mellitus. Nutr Diabetes. 2017;7(5):e273.

31) Aune D, et al:Whole grain consumption and risk of cardiovascular disease, cancer, and all cause and cause specific mortality:systematic review and dose-response meta-analysis of prospective studies. BMJ. 2016;353:i2716.

32) Nielsen SJ, et al:Dietary Fiber Intake Is Inversely Associated with Periodontal Disease among US Adults. J Nutr. 2016;146:2530-6.

33) USDA:Dietary Guidelines for Americans 2015-2020 8th ed. ODPHP, 2015. [https://health.gov/dietaryguidelines/2015/guidelines/] (2021年5月6日閲覧)

34) Birt DF, et al:Resistant starch:promise for improving human health. Adv Nutr. 2013;4(6):587-601.

35) Koopman KE, et al:Hypercaloric diets with increased meal frequency, but not meal size, increase intrahepatic triglycerides:a randomized controlled trial. Hepatology. 2014;60(2):545-53.

36) Morse SA, et al:Isn't this just bedtime snacking? The potential adverse effects of night-eating symptoms on treatment adherence and outcomes in patients with diabetes. Diabetes Care. 2006;29(8):1800-4.

37) Imai S, et al:Divided consumption of late-night-dinner improves glycemic excursions in patients with type 2 diabetes:A randomized cross-over clinical trial. Diabetes Res Clin Pract. 2017;129:206-12.

38) Bo S, et al:Consuming more of daily caloric intake at dinner predisposes to obesity. A 6-year population-based prospective cohort study. PLoS One. 2014;9(9): e108467.

39) Tanaka Y, et al:Usefulness of revised fasting plasma glucose criterion and characteristics of the insulin response to an oral glucose load in newly diagnosed Japanese diabetic subjects. Diabetes Care. 1998;21(7):1133-7.

40) Ohkuma T, et al:Impact of eating rate on obesity and cardiovascular risk factors according to glucose tolerance status:the Fukuoka Diabetes Registry and the Hisayama Study. Diabetologia. 2013;56(1):70-7.

41) 田中　逸:健診・健康管理専門職のための新セミナー生活習慣病【電子版付】. 第2版. 日本医事新報社, 2018, p20.

42) Knott C, et al:Alcohol Consumption and the risk of type 2 diabetes:a systematic review and dose-response meta-analysis of more than 1.9 million individuals from 38 observational studies. Diabetes Care. 2015;38(9):1804-12.

43) Li XH, et al:Association between alcohol consumption and the risk of incident type 2 diabetes:a systematic review and dose-response meta-analysis. Am J Clin Nutr. 2016;103(3):818-29.

第**2**章 運動療法

はじめに

医師の指示に基づいて管理栄養士が糖尿病患者さんに外来で食事のアドバイスを行うと、「外来栄養食事指導料」を算定できる。しかし、運動療法に関する単独の指導料はなく、「生活習慣病管理料」として服薬、栄養、喫煙、飲酒などとともに生活習慣全般に関する総合的な指導管理の中に含められている。しかもこの管理料は、許可病床数が200床未満の病院または診療所に限定されている。これとは別に「糖尿病透析予防指導管理料」があるが、これは糖尿病性腎症2期以上の合併例に対して生活指導全般を行うもので、この中に運動指導も含められている。この管理料も施設基準が設定されており、それを満たす医療機関に限定されている。したがって、いずれの管理料算定も不可能な場合、運動療法のアドバイスを理学療法士などの専門スタッフに依頼することはコスト的に困難である。

それゆえ多くの場合、限られた外来診療の時間内で医師や糖尿病療養指導士が患者さんの身体能力や生活のスケジュール、併発疾患の状況などをふまえて運動について説明・指導している。しかし、筆者の勤務する病院（以下、当院）でも十分なアドバイスを行えていないのが現実である。また、運動療法に関するエビデンスは少なく、きちんとした理論に基づいた指導が行えているわけではない。その中で、不十分ながらも筆者が患者さんに普段お話ししているポイントを中心に解説したい。

1 運動療法総論

1) 運動の基礎知識

糖尿病の運動療法で行う運動には有酸素運動とレジスタンス運動がある。前者は酸素を十分に利用して行う運動である。後者は筋肉に負荷をかけて行う運動、いわゆる筋力トレーニングである。有酸素運動の目的は血糖低下とインスリン感受性改善であり、レジスタンス運動の目的は筋肉量と筋力の維持または増加である。どちらも糖尿病治療には重要である。

運動の強度については、「METs」が運動強度の単位として用いられている。安静

表1 主な活動のMETs数

活動	METs数
掃除機をかける	3.3
台所仕事全般	3.3
歩行 (時速4km)	3.0 (時速3.2km：2.8)
ゆっくり階段を上がる	4.0
ゆっくり階段を降りる	3.5
ジョギング (時速6.4km)	6.0 (時速10.8km：10.5)
自転車 (通勤)	6.8
水中歩行	4.5 (ゆっくり：2.5，速い：6.8)
水泳 (クロール)	8.3 (ゆっくり：5.8，速い：10.0)
スクワット	5.0
筋力トレーニング	6.0

(文献1をもとに作成)

睡眠時の酸素摂取量は約3.5mL/kg/分 (体重1kg, 時間1分当たり3.5mLの酸素を消費) であるが, この量が1.0METsと定義されている。日常生活における様々な活動や運動のMETs数は国立健康・栄養研究所の「改訂版『身体活動のメッツ (METs) 表』」[1]からダウンロード可能である。主な活動のMETs数を表1[1]に示す。たとえば時速4kmの歩行は3.0METsであるが, これは時速4kmの歩行は安静睡眠時の3.0倍の酸素摂取量という意味である。酸素摂取量はエネルギー消費量に比例するので, 時速4kmの歩行は安静睡眠時の3.0倍のエネルギー消費になる。あるMETs数の活動が実際にどれだけのエネルギー量を消費するのかは, 第1章 (☞5頁) でも紹介した下記の式で簡単に推測計算できる。

エネルギー消費量 (kcal) ＝METs数×体重 (kg) ×時間 (hr)

2) メディカルチェックと問診

運動療法の開始前に必要なことは, メディカルチェックと運動に関連する問診で

ある。運動中に起こるアクシデントとして心配されるのが，転倒・骨折，心血管イベント，糖尿病合併症の悪化などである。したがって，一般的問診，血圧・脈拍・呼吸・体温などのバイタルチェック，身体状況，併発症や既往歴などを評価し，現在の血糖状況もふまえて，どの程度の運動が可能かを個別的に検討する。運動に関する問診として，仕事内容，通勤方法，散歩の程度，家事仕事，運動習慣などについて確認する。また患者さんの運動に対する精神・心理的な問題点を把握することも重要である。しばしば，「戸外に出たくない」「人と顔を合わせるのは嫌だ」「歩くのはつまらない」など，運動に否定的な発言をされる方を経験する。これには必ず理由があり，理解・共感した上で現実的にどうするかを家族も交えて相談する必要がある。

3) 体組成の評価が必要

　インスリン感受性には脂肪量が正相関し，筋肉量が負相関する。したがって，体重減少の際には脂肪のみ落としたいし，体重増加の際には筋肉のみ増やしたい。しかし，第1章（☞6頁〜）で解説したように食事療法で体重が減少するときには体脂肪のみならず筋肉量も筋力も減ってしまう。また，高齢者では有酸素運動を継続していても加齢に伴って徐々に筋肉が減少し，サルコペニアやフレイルのリスクとなる。したがって，食事療法と運動療法を適切に継続するためには，体重のみならず体組成の評価が必要となる。

　筆者は初診時に妊娠例を除いた全例に二重X線吸収法（DXA法）を用いた体組成評価を行って，体脂肪量，四肢筋肉量，両者の比率（M/F比）の3項目を評価している。もちろん，マルチ周波数体組成計（BIA法）による測定でもDXA法との相関性が良いので問題はない。ちなみに，DXA法もBIA法も体脂肪量の測定は可能だが，体筋肉量は測定できない。そこで，四肢の除脂肪量（骨と脂肪以外の成分量）が四肢筋肉量にほぼ相当することから，これを四肢筋肉量として用いている。2019年に発表された日本サルコペニア・フレイル学会によるサルコペニア診断基準[2] によると，骨格筋指数〔四肢筋肉量（kg）／身長（m）^{2}〕のカットオフ値はDXA法では男性7.0kg/m^2未満，女性5.4kg/m^2未満，BIA法では男性の基準は同じだが，女性は5.7kg/m^2未満とされている。筆者の経験では，BMIが正常であってもこの

基準値を下回る方が，高齢者だけでなく65歳未満の非高齢者でも少なくない。レジスタンス運動は筋肉を良いコンディションで維持するためにすべての人に必要であるが，特に骨格筋指数が低い方はサルコペニアを予防するためにもレジスタンス運動を生活に取り入れて頂く必要がある。体組成検査はこのようなレジスタンス運動の指導が特に必要な例を抽出する上で必須である。

　体組成検査の結果を説明する際に常に感じるのは，体脂肪量や四肢筋肉量，M/F比などが，血糖値やHbA1cと同程度にインパクトのあるデータとして患者さんに受け止められていることである。これは誰しもがサルコペニアやフレイル，ひいては要介護や寝たきりの状態に陥りたくないという気持ちの表れであろう。それゆえ，体組成検査は食事療法や運動療法のモチベーションアップにつながっており，筆者は半年または1年の間隔で定期的に施行している。

4) 個別的な運動療法の計画

　以上をふまえて，各患者さんの運動内容を個別的に検討する。糖尿病学会[3]では運動療法を計画する目安として，

　　① 1回の運動は20分以上継続
　　② 有酸素運動は中等度の強度で週に合計150分以上，運動回数は週に3回以上，
　　　 運動しない日が2日以上続かないようにする
　　③ 歩行運動を行う場合は1回15〜30分，1日2回，1日の合計歩数は約10000歩
　　④ 運動しない日でも日常生活で通勤時の歩行や階段昇降などを取り入れる
　　⑤ レジスタンス運動は連続しない日程で週に2〜3回
以上の5項目を紹介している。

　ウォーキングやスポーツ活動を既に習慣的に行っており，メディカルチェックでも問題のない方は，①〜④は達成可能な目標なので，この内容通りでよい。⑤については後述する。運動習慣のない方は，①〜④を目安として計画を立てればよいが，表1[1]に示したように立位での家事仕事でも散歩程度の歩行と同程度の運動強度である。したがって，筆者は1日に合計1時間以上の歩行や立ち仕事がある場合は最低限の有酸素運動は行えていると判断し，可能であれば追加を相談している。

合計1時間に満たない場合は上記のメディカルチェックもふまえて，とりあえず体を少しでも動かすことから開始する。

　運動療法を計画，実施するには上述の目標をふまえて，運動の種類，強度，時間，頻度について具体的に決める必要があるが，限られた診療時間内にこれらについて患者さんと相談・協議するのは難しい。そこで筆者は以下に述べる運動療法各論の内容を毎回の外来で小出しに説明した上で，自分自身で何ができるか，どのようにするかを患者さんに決めてもらっている。無理なプランにはブレーキをかけるが，そうでなければ経過をみる。こちらから提案するより，自分で考えて決めたことを実行して頂くほうが長続きすると考えている。動くようになって体調が良くなり，検査データも改善してくると，こちらから言わなくても自分で内容をさらにレベルアップしていく方が少なくない。

❷　運動療法各論Ⅰ：有酸素運動で血糖を改善する

1) 有酸素運動とは

　有酸素運動とは，個人の心肺機能に応じて，酸素を十分に取り入れて行うことが可能な強度の運動である。すなわち，歩行や軽いジョギング，ゆっくりした水泳など，息が切れない程度の運動である。それに対して酸素供給がひっ迫して酸素不足の状態下で行う運動は無酸素運動と言う。心肺機能には個人差があるため，酸素摂取能力は個人によって異なる。それゆえ，有酸素運動の強度には個人差がある。軽いジョギングでも息が切れて継続できない人にとっては，それは有酸素運動ではない。また運動を継続していると心肺機能が向上してくるので，有酸素運動の強度をしだいにアップすることが可能になる。したがって，有酸素運動を開始する場合，本人が少しきついと感じる運動は避けて，無理のない程度の運動から行うのがよい。

2) 強度の高い有酸素運動を行う必要はない

　有酸素運動の強度を上げていくと，運動による酸素消費量が酸素摂取量を上回り，酸素不足に陥る。この状態を超えて強度をさらに上げると，酸素摂取量を何と

か増やそうとして呼吸数，換気量が著明に増加する。このような無理をしないと運動が継続できない直前の運動強度を無酸素閾値（anaerobic threshold：AT）と言う。トレーニングすることにより心肺機能が強化されるとATのレベルが上昇し，より強度の高い有酸素運動が可能になる。しかし，糖尿病における運動療法の目的は，心肺機能の強化ではなく血糖の改善である。そのためにはATに近いレベルの運動を無理に行う必要はなく，3.0METs前後の低強度の運動でも血糖改善の効果が十分あると考えられている。したがって，筆者は運動時の目標脈拍数は特に設定せず，速足歩行も勧めていない。もちろん，それでは物足りない人や心肺機能を鍛えたい人は可能な範囲で強度を上げてもかまわないが，その場合でも図1[4]に示す簡便な目標脈拍数を超えないように指導している。大まかには50歳未満で100〜120/分，50歳以上で100/分未満が目安である。

3) 有酸素運動の急性効果

有酸素運動による運動療法には急性効果と慢性効果がある。急性効果とは運動により運動中から運動後にかけて血糖が低下する現象である。図2[5]は2型糖尿病29例の夕食後120分間の血糖変動を連続グルコースモニタリング（continuous glucose monitoring：CGM）で検討した結果である。運動しない日と夕食30分後から自転車エルゴメータによる中等度の運動を20分間行った日とで比較している。運動しない日は夕食後70分で血糖はピークとなるが，運動した日は運動後から夕食後70分にかけて低下しており，70分の時点での差は1.5mmol/Lであるから，30mg/dL程度の開きになっている。この現象は血糖自己測定器を持っている患者さんが日常よく経験している。これは第1章（☞10頁）でも少し触れたが，運動刺

安静時脈拍数＋0.4〜0.6×（予測最大脈拍数*－安静時脈拍数）

*予測最大脈拍数＝220－年齢

注意：この式は不整脈や脈拍数に影響する薬剤を使用している場合は適用できない。
　　　その場合は医師と別個に相談する必要がある。

図1　簡便な目標脈拍数の設定　　　　　　　　　　　　　　（文献4をもとに作成）

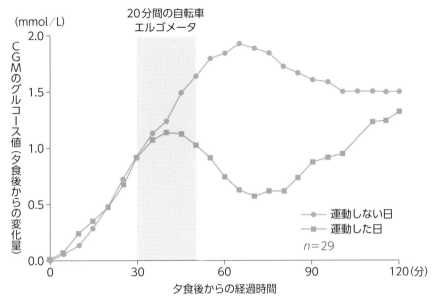

図2　運動の急性効果（食後血糖が低下）　　　　　　　　　（文献5をもとに作成）

激により骨格筋細胞で運動依存性のグルコース取り込みが亢進するからである。実際，図3[6)] に示すように大腿の筋肉では運動によりグルコースが取り込まれ，運動強度を上げると取り込み量が増大することが以前から知られている。この機序は，①運動により筋肉組織の血流が増加し，筋肉組織に流入するグルコースが増加する，②運動刺激により骨格筋細胞内で種々の酵素活性が変化し，結果として骨格筋細胞の糖輸送体4（glucose transporter 4：GLUT4）が細胞内部から細胞表面に移動する，この2つの現象によりグルコースが骨格筋細胞内に取り込まれるからである。ちなみにGLUT4は通常は細胞内部に存在するが，細胞表面に移動するとグルコースを細胞内に取り込むことができる。GLUT4の細胞内部から細胞表面への移動はインスリンの刺激で起こるが，インスリンとは無関係に運動刺激によっても誘発されるのである。

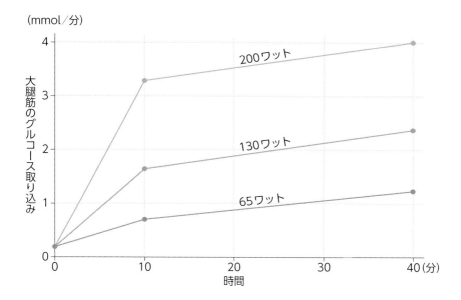

（mmol／分）

大腿筋のグルコース取り込み

200ワット

130ワット

65ワット

時間

0　10　20　30　40（分）

図3　運動の急性効果（大腿筋のグルコース取り込みが亢進）　（文献6をもとに作成）

4) 有酸素運動の慢性効果

　慢性効果とは，たとえば1時間程度の有酸素運動を行った場合，運動終了後48時間程度まで骨格筋細胞のインスリン感受性の増大が持続する現象である。したがって，1時間の運動を週3回のペースで継続的に行うと，慢性的にインスリン感受性を良い状態に維持することができる。このようなことから慢性効果とは継続的な運動によりインスリン感受性が良くなる現象を指す。

　図4[7]は古いデータで恐縮であるが，筆者が肥満とインスリン抵抗性を呈する53例に対して6カ月間の運動指導を行い，指導前後で75g-ブドウ糖負荷試験（oral glucose tolerance test：OGTT）を施行して血糖とインスリンの変動を指導開始前後で比較した結果である。1回20分の速足歩行を1日2回，週5日行う内容で6カ月間に8回の指導を行った。全期間終了後にアンケート調査を行い，運動習慣が身についた群（運動習慣獲得群，30例）と身につかなかった群（非獲得群，23例）の2群に分類した。運動習慣獲得群では6カ月後のインスリンと血糖はともに低下し

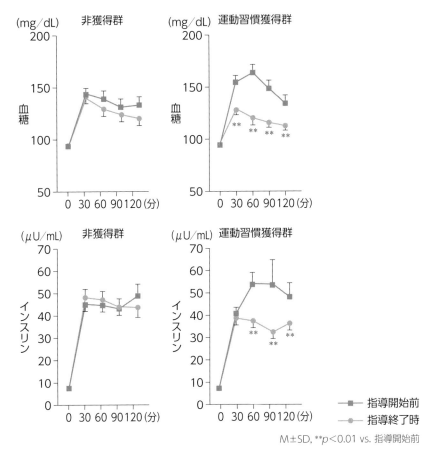

図4　6カ月間の運動継続による効果　　（田中　逸, 他：糖尿病. 37(9)：670, 1994より改変）

ており，インスリン抵抗性の改善が示唆される。一方，非獲得群ではインスリンも血糖も不変であった。このような慢性効果の機序には骨格筋細胞のインスリンシグナル伝達とGLUT4の移動に関連する様々な酵素活性の変化，GLUT4の量的増加，ミトコンドリア機能の向上，筋肉組織内血管の血管内皮細胞の変化，骨格筋細胞から分泌される液性因子の変化など，様々な因子が関与していると推測されている。

3 運動療法各論Ⅱ：有酸素運動のポイント

1) 座っている時間を減らす

　急性効果は運動時間が長いほど，運動強度が大きいほど血糖低下効果が高くなるが，細切れでも立ち時間や歩く時間を少し増やすだけで効果がある。ほとんど体を動かさない人に対して，「まず立って動く時間を1日30〜60分程度はとりましょう」と言っても実際的ではないので，筆者は「座っている時間を1日30〜60分程度減らしましょう」とアドバイスしている。この言い方のほうが実行して頂きやすいように感じている。

　図5[8]は糖尿病のリスクが高い肥満女性34名を対象に3日間のクロスオーバー試験を行った結果である。1日目は朝食前1時間から昼食後3.5時間までの7.5時間をずっと坐位で過ごし，2日目は朝食後3時間と昼食後3時間の計6時間で30分ごとに5分間だけ立つ，3日目は30分ごとに5分間だけトレッドミルを用いて平均時速3kmでゆっくり歩く，それぞれの場合の血糖変動を比較している。坐位で7.5時間過ごした場合と比べて，30分ごとに5分間立つだけでも血糖は全体的に低く

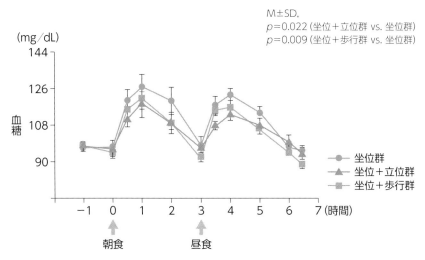

図5　30分ごとに5分間立つだけの効果　　　　　　　　　（文献8をもとに作成）

なっている。朝食前1時間を基準にした血糖増加分の合計面積は歩行，立位の場合ともに有意に減少しており，座っている時間を細切れに減らすだけでも血糖低下効果が認められている。したがって，ほとんど動かない方はまず座っている時間を細切れでもよいので減らすことからスタートする。ある程度運動している方でも，この方法を合わせて実行するよう勧めている。

2) 動いてから食べるのではなく，食べてから動く

早朝や夕方に散歩をしている方をよく見かける。清々しい時間帯に歩くことは筆者にとっても楽しいひと時であるが，食前に動いても血糖を低下させる効果はあまり期待できない。急性効果による血糖低下を目的とする運動は食直後に行うのが効果的である。

図6[9]は朝食前にまとめて45分間歩行するか，毎食15分後に15分間歩行するかでHbA1cの変化に差があるかを120日間にわたって検討した結果である。2型糖

	0日	60日	120日
毎食15分後に15分間歩行（1500〜1600歩×3回）	— 朝食前に45分間歩行（4500〜4800歩）		A群 ($n=32$)
朝食前に45分間歩行（4500〜4800歩）	— 毎食15分後に15分間歩行（1500〜1600歩×3回）		B群 ($n=32$)

A群	0日	60日	120日
空腹時血糖 (mg/dL)	130 (106〜155)	106 (103〜112)[†]	128 (119〜137)[*]
HbA1c (%)	7.9 (6.9〜9.1)	7.0 (6.4〜7.9)[†]	7.6 (6.9〜8.6)[*]

B群	0日	60日	120日
空腹時血糖 (mg/dL)	119 (106〜149)	131 (131〜153)	119 (104〜128)[*]
HbA1c (%)	7.8 (7.3〜8.5)	7.9 (7.5〜9.1)	7.5 (6.8〜8.4)[*]

中央値（四分位範囲），[†]$p<0.01$ vs. 0日，[*]$p<0.01$ vs. 60日

図6　血糖を低下させる運動は食後のほうがよい　　　　　（文献9をもとに作成）

尿病の64例が2群に割り付けられ，A群は前半の60日間は毎食15分後に15分間（1日合計45分）歩行し，後半の60日間は朝食前にまとめて45分間歩行した。B群はこの逆の順序で歩行した。A群は前半の毎食後歩行により，空腹時血糖もHbA1cも有意に改善したが，後半の朝食前歩行により両方のデータが悪化した。B群は前半の朝食前歩行ではHbA1cは変わらないが，空腹時血糖が悪化しており，後半の毎食後歩行の期間になってから両方のデータが改善した。歩行時間はともに1日合計45分間で変わらないのに，なぜ食後に歩くと血糖が改善するのであろうか。

　筆者は2つの機序が関わっていると考えている。第一は食後15分の時点で血糖が既に上昇しつつあるタイミングで運動すると，図2[5]に示したように急性効果で食後血糖は確実に低下するが，朝食前や夕食前の血糖は食後と比べて高くなく，変動も少ない。このタイミングで歩行しても血糖低下は軽度であり，スルホニル尿素薬や持効型インスリンを使用している場合は逆に低血糖のリスクにもなる。また歩行することで食欲が増し，食事を過剰に摂ることにもなりかねない。第二は食後にはインスリンの追加分泌により筋肉組織内を流れるインスリンが増加している。インスリンは前述したように骨格筋細胞のGLUT4の細胞表面への移動を起こすと同時に，筋肉組織内血管の血管内皮細胞に働いて血管を拡張する作用もある。このため食後は食前に比して筋肉組織内の血流が相対的に多く，筋肉組織に流入するグルコースも増加する。このような機序に運動の急性効果が加わるので，より多くのグルコースが骨格筋細胞に取り込まれ，食後血糖が低下するのである。

　したがって，筆者は血糖を良くするには，「動いてから食べるのではなく，食べてから動いてください」「食後15〜20分程度で動くと血糖が下がりやすいですよ」と説明している。さらに表1[1]に示したように，歩行時の運動強度は3.0METs前後であるが，立って行う家事仕事も同程度のMETs数であり，歩行するのと同程度の運動効果が期待できる。そこで，「歩くために外出しなくても，家庭内や職場内での立ち仕事でも同じ効果があります」「わずか15分程度でも結構です」とアドバイスしている。もちろん，朝食前や夕食前の運動が悪いわけではないし，ストレス解消や気分転換の効果もある。それゆえ，筆者は上述した説明やアドバイスを行った上で，運動のタイミングについて患者さんに考えてもらうようにしている。

3) できれば朝食後の運動は強度を上げる，時間を伸ばす

　前項では食後の運動は筋肉組織へのインスリン作用と運動の急性効果の両方により骨格筋細胞がグルコースを取り込み，その結果として食後血糖が低下すること，そして運動強度が高いほど，運動時間が長いほど，骨格筋細胞のグルコース取り込み量が増加することを説明した（図3[6]）。第1章（☞18頁〜）でも述べたが，1日3食をバランス良く摂取する場合は朝食後血糖が最も高くなる。昼食後血糖と夕食後血糖は2回目，3回目の食事の現象（second and third meal phenomenon）で朝食後血糖より低くなるからである。

　図7[10]は筆者が以前に勤務していた大学病院に教育入院した118例の入院翌日の血糖日内変動である。入院中であるので3食のエネルギーバランスはほぼ均等であるが，朝食1時間後血糖が最も高値であり，食前から食後1時までの血糖上昇幅も朝食後が最大である。それゆえ，朝食後の運動強度や運動時間を昼食後や夕食後よりアップさせて朝食後血糖を十分に低下させれば，昼食前血糖も低下し，ひいては1日中の血糖改善に寄与することが期待される。

　図8[11]は朝食15分後に6METsの運動を45分間行った場合（昼食後と夕食後は動かない）と毎食15分後に3METsの歩行や立ち仕事を15分間行った場合の1日

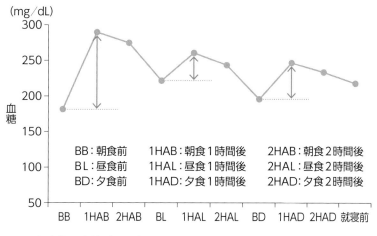

図7　**朝食後の血糖が最も高くなる**　　　　　　　　　　（文献10より改変）

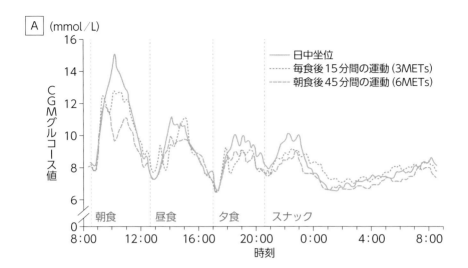

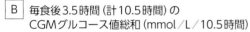

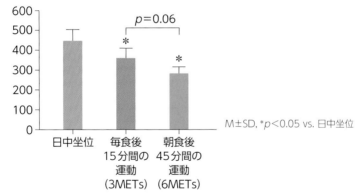

図8　朝食後に中強度の長い運動を行うと1日中の血糖が低下する

（文献11をもとに作成）

の血糖変動をCGMで比較した結果である。**図8A**は1日のグルコース値の変動であるが，毎食後3METsの活動を15分間行うだけでも日中坐位に比して全体的に低下しているが，朝食後のみ6METsの運動を45分間行うと，朝食後のみならず全体的に低下している。**図8B**は毎食後3.5時間，計10.5時間のCGMグルコース値

の総和であるが，$p=0.06$なので有意ではないが，朝食後のみ6METsの運動45分間は毎食後3METsの活動15分間よりさらに低下傾向である。したがって，毎食15分後に3METs程度の歩行や立ち仕事を15分間行うだけでも効果があるが，できれば朝食後の運動や活動はさらに強度を上げるか，時間を長くするとより効果的であると考えられる。

4) 動かなくなるとインスリン感受性が低下

2020年は年明けから新型コロナウイルス感染症（COVID-19）で糖尿病患者さんの運動量，活動量が減少した。戸外での散歩や運動を控えたためにHbA1cが悪化した患者さんを筆者も多く経験した。有酸素運動を継続的に行うと運動の慢性効果でインスリン感受性が良くなるが，逆に運動量が減少するとインスリン感受性はどうなるのであろうか。

表2[12]は週2時間以上の運動と毎日10000歩以上歩行している健常人45例を対象に，運動中止に加えて歩行も毎日1500歩に制限する生活を2週間継続して，代謝や体組成，肝内脂肪に及ぼす影響を検討した結果である。食事内容は検討開始前と同量で継続されたが，BMIに変化がないものの，体脂肪率と肝内脂肪量は増加し，逆に筋肉量の指標とされる全身除脂肪量と下肢除脂肪量は減少している。その結果としてインスリン抵抗性の指標であるHOMA-IR（homeostasis model assessment of insulin resistance）が増加している。表2[12]の対象は平均年齢

表2　2週間の活動量低下の影響

測定項目	変化量 (M±SD)	95％信頼区間	p
BMI	0.0±0.3		0.553
HOMA-IR	1.1±2.1		0.027
体脂肪率 (%)	0.9	0.6〜1.3	<0.001
肝内脂肪量 (%)	0.7	0.2〜1.2	0.001
全身除脂肪量 (kg)	−0.3	−0.1〜0.6	0.005
下肢除脂肪量 (kg)	−0.2	−0.1〜0.3	0.004

（文献12をもとに作成）

40歳の若い集団であるが，若い人でさえ運動量と歩行量を急に減らすと，わずか2週間で，体重は変化しないものの体脂肪と肝内脂肪が増加し，筋肉が落ちてインスリン感受性が低下している。

　おそらくCOVID-19の影響で運動量が減少してHbA1cが悪化した糖尿病患者さんにも同様の変化が起こったと推測される。今回のような感染症の問題以外にも，過酷な猛暑，災害や事故，併発症の発症など，様々な事情で活動量が低下する事態は誰にでも起こりうる。その際にどうすればこのような変化を防止して血糖コントロールを維持できるか，医師・医療スタッフと患者さん・家族との間で個別的な対処法を相談する必要がある。

❹　運動療法各論Ⅲ：レジスタンス運動を生活に取り入れる

1) サルコペニアとは

　サルコペニアとは筋肉量の低下に加えて，筋力の低下または身体能力の低下のいずれかを伴う病態であり，図9のA，B，Cの部分が該当する。特にBは3項目をすべて合併しており重症である。またDの部分はサルコペニア前段階とされている。前述したように（☞54頁〜），筋肉量はDXA法またはBIA法を用いて四肢筋肉量(kg)／身長(m)^{2}で評価するが，カットオフ値はDXA法では男性7.0kg／m^{2}未満，女性5.4kg／m^{2}未満，BIA法では男性の基準は同じだが，女性は5.7kg／m^{2}未満で

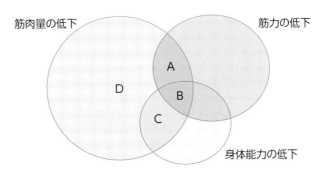

図9　サルコペニアの概念

ある。筆者の経験では筋力や身体能力の低下がなくてもこの基準に満たないサルコペニア前段階の方が少なくない。

2) 加齢に伴って主に下肢筋肉が低下

18歳以上の日本人約4000名を対象に行われたBIA法による筋肉量の測定から，成人以降の筋肉量は加齢に伴って減少し，特に60歳以降は低下率が大きくなることが報告されている。

表3[13]は，その際に得られたデータから年齢による筋肉量変化の回帰式を作成し，20歳時と80歳時での筋肉量と減少率を推計した結果である。上肢や体幹に比して下肢の筋肉減少率が著明であり，これが加齢に伴う転倒・骨折のリスクになっていることは容易に理解される。しかも糖尿病では，下肢筋肉量の低下速度が速いと考えられている。

表4[14]は米国におけるコホート調査であるが，約3500名の65歳以上の男性を対

表3　20歳時と80歳時の推定筋肉量と減少率

		全身筋肉量 (kg)	上肢筋肉量 (kg)	下肢筋肉量 (kg)	体幹筋肉量 (kg)
男性	20歳時 80歳時 減少率 (%)	52.3 43.5 16.8	5.5 4.6 16.4	20.7 14.3 30.9	26.1 24.6 5.7
女性	20歳時 80歳時 減少率 (%)	36.3 32.3 11.0	3.3 3.2 3.0	14.4 10.3 28.5	18.6 18.8 −1.0

(文献13をもとに作成)

表4　糖尿病患者は筋肉減少が速い

65歳以上，3.5年間の調査	正常者 ($n=1853$)	空腹時高血糖 ($n=1403$)	未治療糖尿病 ($n=234$)
総筋肉量の低下率 (%)	1.9	2.1	2.5 ($p<0.05$)
下肢筋肉量の低下率 (%)	2.9	3.4 ($p<0.05$)	4.2 ($p<0.05$)

(文献14をもとに作成)

象にDXA法で調査開始時と平均3.5年後に体組成検査が行われた。未治療糖尿病群の下肢筋肉量の低下率は正常者群に比して高率である。したがって，レジスタンス運動のポイントはいかに下肢の筋肉をトレーニングするかにある。

3) 筋肉低下の悪循環と血糖上昇

　加齢に伴う筋肉量低下の際には筋肉の質的変化，すなわち筋肉の老化も同時に起こっている。サルコペニアやその前段階の骨格筋細胞ではミトコンドリア数の減少と機能低下，細胞内脂質の異常蓄積，インスリンシグナル伝達に関与する酵素群の変化，小胞体ストレスの増大，活性酸素の増加，炎症性変化，オートファジー（自食作用）の低下などが生じており，その結果として筋肉の糖代謝低下，筋蛋白合成低下による筋肉の萎縮，さらには筋力の低下に至ると考えられている[15]。図10に示すように，筋肉の量的および質的低下は筋肉のインスリン感受性と運動の急性効果の両方を低下させてしまう。その結果，筋肉に取り込まれるグルコース量が減少するため，骨格筋細胞内ではグルコースからのアデノシン三リン酸（ATP）産生が低下する。ATPの低下は筋肉の量的および質的低下をさらに促進するので筋肉は悪循環に陥り，サルコペニアが進行する。また，筋肉に取り込まれるグルコース量の減少は血糖上昇の原因になる。それゆえ，筋肉の悪循環によるサルコペニアの進行は血糖悪化の原因になる。

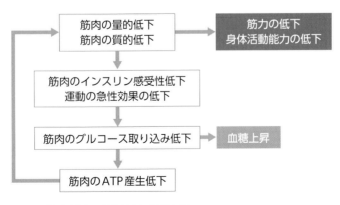

図10　筋肉減少の悪循環と血糖上昇

4) レジスタンス運動の効果

　図11[16]は平均年齢58歳の2型糖尿病52例を4群に分類して9カ月間の運動指導を行い，前後で採取した大腿筋肉の生検標本を用いて骨格筋細胞のミトコンドリアの数と機能の変化を検討した結果である。ミトコンドリア数の指標としてミトコンドリアDNA量が，ミトコンドリア機能の指標として酸化的リン酸化経路の蛋白量が測定されている。積極的な運動指導を行わない非介入群に比して，有酸素運動群（週に150分の中等度強度の有酸素運動を指導）では変化はないが，レジスタンス運動群（週に3回，45〜50分の筋力トレーニングを指導）と両方併用群（レジスタンス運動は週に2回，1回当たりの運動回数も半分程度に減量＋有酸素運動は強度を15％減弱して週に150分）ではミトコンドリアDNA量と酸化的リン酸化経路の蛋白量が増加している。この検討ではミトコンドリアにおけるピルビン酸と酢酸の酸化，脂肪酸のβ酸化も増大しており，レジスタンス運動群，両方併用群ではミトコンドリアでの糖・脂質代謝が改善している。表5[16]は本検討における体脂肪量と筋肉量（除脂肪量で評価）の変化をDXA法で測定した結果であるが，レジスタンス運動群では平均1.4kg増加しているが，有酸素運動群，両方併用群では有意な変化はない。一方，高齢2型糖尿病例を対象としたレジスタンス運動の効果に関する

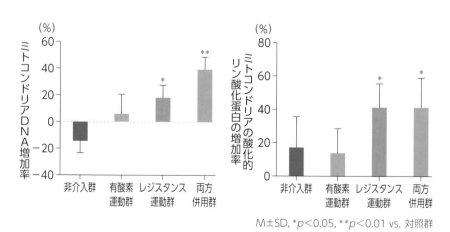

M±SD, *$p<0.05$, **$p<0.01$ vs. 対照群

図11　レジスタンス運動が筋肉細胞のミトコンドリアに及ぼす効果

（文献16をもとに作成）

表5　レジスタンス運動が体組成に及ぼす効果

	非介入群	有酸素運動群	レジスタンス運動群	両方併用群
体脂肪率の変化 (%)	− 0.4±0.6	− 0.1±0.5	− 1.0±0.4*	− 1.4±0.5*
除脂肪量の変化 (kg)	− 0.1±0.6	− 0.5±0.5	1.4±0.4*	− 0.3±1.5
BMIの変化 (kg/m²)	0.13±0.2	− 0.49±0.3	0.17±0.2	− 0.74±0.3*

M±SE, *$p < 0.05$ vs. 開始時

（文献16をもとに作成）

研究の総合解析[17]では，HbA1c改善と筋力増強は認められるが，筋肉量の変化はないと報告されている。

　これらの結果は，レジスタンス運動を行うと筋肉の質的改善により糖代謝が良くなり，筋力の増強も期待できるが，筋肉量は運動強度や運動量をある程度上げないと増えないことを示唆している。レジスタンス運動に関する論文の大半はマシンを用いた筋力トレーニングで，トレーナーがマシンの正しい使用法を指導し，負荷量も対象者の能力に応じてきめ細かく調整した上で行われている。しかし，検討期間は半年〜1年程度の短期間である。糖尿病におけるレジスタンス運動の目的はサルコペニアの予防や進行防止にあること，有酸素運動だけでも血糖は改善することを考え合わせると，あえて筋肉量を増やし，HbA1cをさらに低下させるために強い負荷量のレジスタンス運動を長時間行う必要はない。無理なく継続することにより筋肉量の低下を食い止め，筋力を維持または増強できる運動であれば，それでよいと筆者は考えている。

5) 自宅でレジスタンス運動を

　スポーツジムでインストラクターの指導を受けながら，週に3回程度の筋力トレーニングができれば申し分ないが，誰もがジムに通えるわけではない。自宅で簡単に行えるレジスタンス運動を生活に取り入れることが大切であり，準備運動としてストレッチを加えるとなおよい。自宅での主なレジスタンス運動はスクワット，かかと上げ，つま先上げ，腹筋運動（仰臥位からの上体起こし），背筋運動（仰臥位からの背中上げ），腕立て伏せなどである。高齢者向けのストレッチと負荷を軽減したレ

ジスタンス運動はインターネット上で多く紹介されており，筆者が以前に勤務していた大学病院のウェブサイト[18]にも動画を掲載している。

　しかし，自宅で行うレジスタンス運動が体組成や筋力に及ぼす効果を検討した報告はいまだ少ない。図12[19]は筆者らが70歳代の2型糖尿病患者54例を対象に自宅で行うレジスタンス運動の効果を48週間にわたって検討した結果である。レジスタンス運動にはゴムチューブ（セラバンド®）を使用した4種類の運動，スクワット，足上げの計6種類の運動を毎日20回行うよう定期的に指導した。セラバンド®はゴムの色によって弾力が異なり，個人の筋力に応じてゴムの色を選択できるのが利点である。筋力がアップした場合はより弾力の強い色のセラバンド®に変更した。これらの指導を行わなかった対照群（以前からの有酸素運動のみを継続），指導を行ったレジスタンス運動群（有酸素運動の継続と指導されたレジスタンス運動を追加）ともにDXA法で検討した体脂肪量，筋肉量は変化を認めず，HbA1cも変化を認めなかった。しかし，図12[19]は48週間後における他の指標の変化量を示しているが，レジスタンス運動群では膝関節伸展力（大腿四頭筋の筋力）が有意に増強している。また群間の有意差はないものの，対照群では歩行速度も握力も減少傾向であるが，レジスタンス運動群では増加傾向である。また興味深いことに認知機能検査（Mini-Mental State Examination：MMSE）は対照群では48週間で低下しているが，レジスタンス運動では低下を認めない。50歳以上の男女を対象として行われた，運動が認知機能に及ぼす効果を検討したこれまでの研究を総合解析した結果[20]から，有酸素運動とレジスタンス運動の併用が認知機能改善に有用であることが示されている。筆者らの検討[19]からも，従来の有酸素運動に自宅でのレジスタンス運動を追加するだけで，加齢に伴う認知機能低下を防止できる可能性が期待される。

　以上から，筋肉量を増加させるためにはジムでの筋力トレーニングが必要であるが，サルコペニアの予防や進行防止には自宅で行う簡単なレジスタンス運動でも効果があると筆者は考えており，外来診療時にはこのような運動を日常生活に取り入れて頂くようアドバイスしている。その際，レジスタンス運動を行う時間についてしばしばご質問を頂くが，歩行や立ち仕事などの有酸素運動，ジムでの筋力トレーニング，自宅でのレジスタンス運動，いずれも食後に行うことが望ましいと説明し

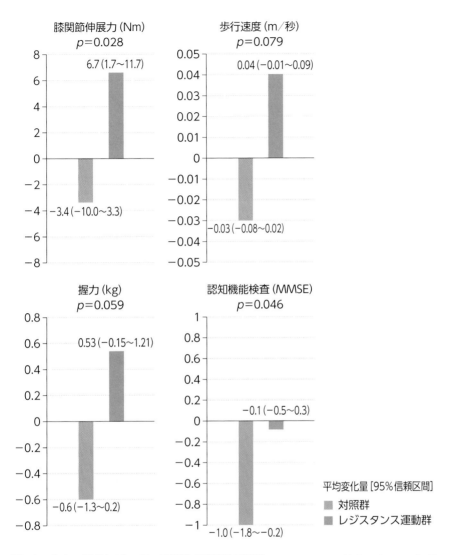

膝関節伸展力 (Nm)
p=0.028

歩行速度 (m／秒)
p=0.079

握力 (kg)
p=0.059

認知機能検査 (MMSE)
p=0.046

6.7 (1.7〜11.7)
−3.4 (−10.0〜3.3)

0.04 (−0.01〜0.09)
−0.03 (−0.08〜0.02)

0.53 (−0.15〜1.21)
−0.6 (−1.3〜0.2)

−0.1 (−0.5〜0.3)
−1.0 (−1.8〜−0.2)

平均変化量 [95%信頼区間]
対照群
レジスタンス運動群

図12　自宅で行うレジスタンス運動48週間の効果　　　（文献19をもとに作成）

ている。これは食後であれば，追加分泌されたインスリンによる刺激と運動刺激の
両方により骨格筋細胞に十分なグルコースが取り込まれ，エネルギー源として利用
されるからであり，同時に食後血糖を低下させる効果もあるからである。

おわりに

　有酸素運動やレジスタンス運動が体組成や筋力，代謝に及ぼす効果については，運動生理学やスポーツ医学の領域での検討が多く，糖尿病の分野におけるエビデンスはいまだ少ないのが現状である。食事療法のエビデンスも多くはないが，運動療法はさらに少ない。このことが糖尿病治療における運動指導単独の保険点数が設定されていない一因にもなっている。しかし考えてみると，糖尿病患者さんの体脂肪，筋肉，筋力，血糖コントロールには，運動だけでなく食事も薬物も影響しており，さらに加齢に伴う変化や併発疾患の影響も加わる。それゆえ，運動だけの効果を長期間にわたって厳密に検討することは不可能であり，今後も高レベルのエビデンスが発表されるとは考えにくい。したがって，糖尿病の運動療法に対する考え方は少数例，短期間のデータをつなぎ合わせて構築せざるをえない。本章で述べたことも研究的な裏づけがさらに必要であろうが，現時点で患者さんに提供する情報としてはご紹介した程度の内容でやむをえないと考えている。運動療法は人により内容もレベルも異なり，自分にできること，無理なく続けられることを患者さん自身が見出す，実行するための糸口をまずお話しすることが大切である。

〈文　献〉
1）　国立健康・栄養研究所：改訂版『身体活動のメッツ (METs) 表』(2012年4月11日改訂).
　　[https://www.nibiohn.go.jp/eiken/programs/2011mets.pdf](2021年5月6日閲覧)
2）　日本サルコペニア・フレイル学会：サルコペニア診断基準の改訂 (AWGS 2019発表).
　　[http://jssf.umin.jp/pdf/revision_20191111.pdf](2021年5月6日閲覧)
3）　日本糖尿病学会，編著：糖尿病治療ガイド2020-2021. 文光堂, 2020, p54-5.
4）　田中　逸：健診・健康管理専門職のための新セミナー生活習慣病【電子版付】. 第2版.
　　日本医事新報社, 2018, p29.
5）　Li Z, et al:Twenty Minute Moderate-Intensity Post-Dinner Exercise Reduces the Postprandial Glucose Response in Chinese Patients with Type 2 Diabetes. Med Sci Monit. 2018;24:7170-7.
6）　Wahren J, et al:Physical exercise and fuel homeostasis in diabetes mellitus. Diabetologia. 1978;14(4):213-22.

7)　田中　逸, 他：肥満者における運動療法と糖代謝改善について―嫌気性作業閾値（AT）に基づく運動指導の有用性. 糖尿病. 1994;37(9):667-74.

8)　Henson J, et al:Breaking up prolonged sitting with standing or walking attenuates the postprandial metabolic response in postmenopausal women:a randomized acute study. Diabetes Care. 2016;39(1):130-8.

9)　Pahra D, et al:Impact of post-meal and one-time daily exercise in patient with type 2 diabetes mellitus:a randomized crossover study. Diabetol Metab Syndr. 2017;9:64.

10)　田中　逸：時間栄養学を応用した糖尿病の食事療法. 日内会誌. 2013;102(4):931-7.

11)　van Dijk JW, et al:Effect of moderate-intensity exercise versus activities of daily living on 24-hour blood glucose homeostasis in male patients with type 2 diabetes. Diabetes Care. 2013;36(11):3448-53.

12)　Davies KAB, et al:Short-term decreased physical activity with increased sedentary behaviour causes metabolic derangements and altered body composition:effects in individuals with and without a first-degree relative with type 2 diabetes. Diabetologia. 2018;61(6):1282-94.

13)　谷本芳美, 他：日本人筋肉量の加齢による特徴. 日老医誌. 2010;47(1):52-7.

14)　Lee CG, et al:Insulin sensitizers may attenuate lean mass loss in older men with diabetes. Diabetes Care. 2011;34:2381-6.

15)　Shou J, et al:Mechanism of increased risk of insulin resistance in aging skeletal muscle. Diabetol Metab Syndr. 2020;12:14.

16)　Sparks LM, et al:Nine months of combined training improves *ex vivo* skeletal muscle metabolism in individuals with type 2 diabetes. J Clin Endocrinol Metab. 2013;98(4):1694-702.

17)　Lee J, et al:Resistance training for glycemic control, muscular strength, and lean body mass in old type 2 diabetic patients:a meta-analysis. diabetes ther. 2017;8(3):459-73.

18)　聖マリアンナ医科大学 代謝・内分泌内科：マリアンナ式運動療法のすすめ.
[https://marianna-metaboendo.com/patient/marianna.html](2021年5月6日閲覧)

19)　Yamamoto Y, et al:Effects of resistance training using elastic bands on muscle strength with or without a leucine supplement for 48 weeks in elderly patients with type 2 diabetes. Endocr J. 2021;68(3):291-8.

20)　Northey JM, et al:Exercise interventions for cognitive function in adults older than 50:a systematic review with meta-analysis. Br J Sports Med. 2018;52(3):154-60.

第**3**章 2型糖尿病の薬物療法

はじめに

　1型糖尿病に対する薬物治療はインスリン頻回注射やインスリンポンプによる強化療法が中心であり，連続グルコースモニタリング（continuous glucose monitoring：CGM）や頻回の血糖自己測定（self-monitoring of blood glucose：SMBG）で得られるデータをふまえてインスリンの種類と用量をいかに調節するかがポイントとなる。これについては専門的な解説書にゆずりたい。本章では2型糖尿病における薬物療法について筆者が行っている薬剤選択の考え方を中心に紹介する。

　欧米の薬物療法のガイドラインには，心血管障害によるイベント抑制のエビデンス，対象症例の臨床特性，薬剤コストなどの面から薬剤選択が細かく場合わけされて解説されている。一方，わが国のガイドライン[1]では目標HbA1cについては症例に応じた場合わけがなされているが，薬剤については禁忌や慎重投与，注意点などが示されているものの，薬剤選択の考え方や指針は示されていない。それゆえ，同じ症例に対しても医師によって選択する薬剤が異なることもある。本章ではあくまで筆者の考え方を示しており，1つの参考として頂ければ幸いである。なお，2型糖尿病に対するインスリン製剤の選択や用量調節，患者指導などについては多くの成書があるため本章では割愛する。

1　初診時の対応

1）入院適応の判断

　急性代謝失調〔糖尿病性ケトアシドーシス（diabetic ketoacidosis：DKA）や高浸透圧高血糖状態（hyperosmolar hyperglycemic state：HHS）など〕，重症低血糖，重症感染症，重症合併症，食事摂取不可能なシックデイなどは入院適応である。また教育入院を希望する例やそれが望ましいと判断される例では，可能な施設への入院を考慮する。なお1型糖尿病が疑われる場合や，2型糖尿病であっても著明な高血糖で直ちに強化インスリン治療を開始したほうがよいと判断される場合は糖尿病専門医に紹介する。これらに該当しない場合は以下の順序で外来診療を開始する。

2) 悪性腫瘍と合併症のチェック

　日本糖尿病学会は10年ごとに糖尿病患者の死因調査を行っている。図1[2]に2001～2010年の10年間における調査結果と2010年の人口動態統計との比較を示すが，糖尿病患者は日本人一般に比して悪性新生物（癌）による死亡割合が高い。図1[2]下の表は糖尿病における死因の推移であるが，以前は高率であった血管障害による死亡は減少し，悪性新生物による死亡が増加している。したがって，初診時は動脈硬化症や細小血管障害（末梢神経障害，腎症，網膜症），歯周病などの合併症チェックとともにがん検診が必須である。筆者は，初診時スクリーニング検査として，腫瘍マーカー〔高感度PSA（男性），CEA，AFP，CA19-9など〕，胸部～骨盤部の単純CT，便潜血を成人症例に施行し，異常が指摘されれば追加検査を行うようにしている。また，これらの検査では血液腫瘍がチェック漏れになるので，血液像や血清蛋白分画の結果にも注意する。初診例でなくても1年以上これらの検査が未施行であれば同様に行うべきである。筆者は再診患者さんには年1回の間隔で検査を継続しており，変化を認める場合はさらに二次検査を行っている。

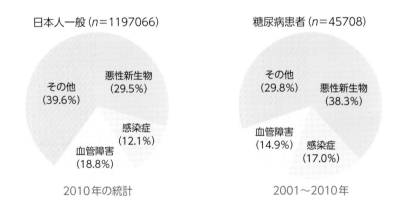

日本人一般（n=1197066）

悪性新生物
（29.5%）
その他
（39.6%）
感染症
（12.1%）
血管障害
（18.8%）

2010年の統計

糖尿病患者（n=45708）

その他
（29.8%）
悪性新生物
（38.3%）
血管障害
（14.9%）
感染症
（17.0%）

2001～2010年

糖尿病における死因の推移

	1970年代	1980年代	1990年代	2000年代
悪性新生物（%）	25.3	29.2	34.1	38.3
血管障害（%）	41.5	39.3	26.8	14.9

図1　糖尿病患者の死因調査から　　　　　　　　　（文献2をもとに作成）

3) 食事, 運動に関する情報収集

　食事と運動, 体重の推移に関する質問事項を問診用紙の中に組み込んでおき, 記入された内容を見ながら詳細をさらに尋ねる方法が便利である。食事については毎食の食事時間, 1日の食事回数と量の割り振り, 毎食の内容と量, 食材の好き嫌い, 毎食にかける時間, 間食や夜食の有無と内容, 自分なりに食事で注意している点などを確認する。運動については1日の生活スケジュール, 立って行う家事や労働の内容と時間, ウォーキングや水泳, スポーツジム, カーブスなど運動習慣の有無と1週間の回数, 1回当たりの時間, 自分で心がけていること (体操やストレッチなど), 運動に関する障害の有無, 体を動かすことに関する意識などを確認する。これらの食事と運動に関する質問に加えて, 体重の推移についても日々の体重測定の有無, 測定時間, 18〜20歳頃の体重, 過去最大体重とそのときの年齢, それから現在までの推移, 最近の体重変動が大きい場合はその理由をどう考えているか, などの点を確認する。

　これらの情報を得た上で当面の総エネルギー量と栄養バランスを設定するが, その詳細は第1章**1** (☞2頁〜) を参照されたい。筆者は患者さんに対して, 設定した総エネルギー量はあくまで目安であり厳密なものではないことをお話しした上で, 得られた食事と運動に関する患者さん固有の問題点について優先順位を決めて, 第1, 2章で解説したような説明とアドバイスを段階的に行っている。

4) 薬物治療に関する方針

　図2は未治療初診時におけるHbA1c別の薬物治療に関する筆者の考え方である。筆者はHbA1cを8%, 10%, 12%で大きく区切り, ①8%未満, ②8〜10%未満, ③10〜12%未満, ④12%以上の4段階にわけて, 各段階別の治療方針を図2のように設定している。

　8%未満の第1段階の症例には薬剤を使用せず, まずは食事と運動のアドバイスのみで経過をみる。大半の例はこれだけでHbA1cは目標範囲まで改善する。

　8〜10%未満の第2段階の症例には, 食事・運動のアドバイスに加えて, スルホニル尿素 (sulfonyl urea：SU) 薬以外の経口薬を開始する。SU薬は膵臓のインス

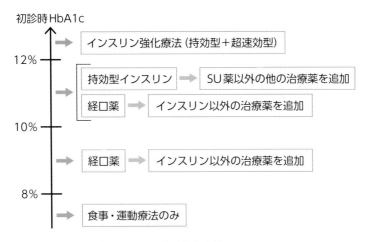

初診時HbA1c

インスリン強化療法（持効型＋超速効型）

12%

持効型インスリン　➡　SU薬以外の他の治療薬を追加

経口薬　➡　インスリン以外の治療薬を追加

10%

経口薬　➡　インスリン以外の治療薬を追加

8%

食事・運動療法のみ

図2　未治療初診時のHbA1c別の治療方針

リン分泌を持続的に刺激する薬剤であり，強力な血糖低下効果が期待できる反面，低血糖のリスクが高い。低血糖には至らない場合でも，急激な血糖低下により患者さんによっては強い空腹感や不快感を訴える場合があり，低血糖と誤解されて服用が中止されてしまうことがある。また，持続的な膵臓の刺激は中長期的に膵臓の疲弊をまねく可能性もある。したがって，SU薬は最初に使用すべき薬剤ではないと筆者は考えている。最初の薬剤で効果不十分な場合はSU薬以外の治療薬を追加し，なお治療目標に到達しない場合は少量のSU薬を含めた他の治療薬をさらに追加する。

　10～12%未満の第3段階の症例には，食事・運動のアドバイスに加えて持効型インスリンを開始する。朝食前と夕食前，深夜のSMBG値を参考にインスリンの用量を調節し，これ以上の増量は低血糖が危惧される場合はSU薬以外の経口薬やGLP-1受容体作動薬の注射製剤を追加して食後血糖の改善を図る。ただし，患者さん本人の意思や諸事情でインスリン注射が難しい場合は第2段階と同様に経口薬を開始するが，この場合も極力SU薬は使用しない。筆者は食事・運動のアドバイスと経口薬のみでHbA1cが目標レベルまで改善する例を多数経験してはいるが，持効型インスリンをこの段階で第一選択にしている理由は膵臓の負担軽減と血糖改善のスピードが速いためである。この方法は血糖改善後にインスリンを中止して，

他の治療薬に変更できる場合が少なくない。

　12％以上の著明な高血糖例（第4段階）では，インスリン分泌とインスリン感受性の両方が低下していると推測される。それゆえ，日常生活のアドバイスと同時に持効型インスリンと超速効型インスリンによる強化療法から開始する。この方法は急速な血糖低下が期待できるが，網膜症悪化や有痛性神経障害をきたす可能性があるため，網膜症や末梢神経障害を既に発症している場合は緩徐に血糖が低下するよう，インスリン用量調節に注意する必要がある。

　以上の方針で目標レベルに到達しない場合は，1つ上の段階の治療にステップアップする。逆に目標に達した場合は，1つ下の段階にステップダウンできないか検討する。ただし，その場合は患者さんをがっかりさせないよう，ステップダウンしてうまくいかない場合は，また元の治療に戻すことをあらかじめ説明しておく。

5) 薬物治療に関する方針が変則的な場合

　外科手術の予定があり短期間で血糖を改善させる必要がある場合や，併発疾患の治療目的でステロイド薬や抗腫瘍薬，抗精神病薬など血糖を上昇させる薬剤を使用する場合，感染症治療のため厳格な血糖管理が直ちに求められる場合などは，図3Aに示すように1つ上の段階の治療から開始する。逆に急速な血糖低下による合併症悪化を防止するため緩徐に血糖を改善したい場合，患者さんの同意を得にくい場合，高度な治療から開始することが困難な諸事情がある場合などは，図3Bに示すように1つ下の段階の治療から開始する。

❷　治療薬の分類と各薬剤の特性

1) 糖尿病治療薬の新しい分類

　表1[3)]は2020年から変更された日本糖尿病学会の分類である。特徴はインスリン分泌非促進系，促進系，インスリン製剤の3グループに大きく分類している点である。筆者はこの表の作成に関わったが，原本の表にはさらに各薬剤における低血糖のリスク，副作用，禁忌・適応外，使用上の注意，主なエビデンスも掲載されてお

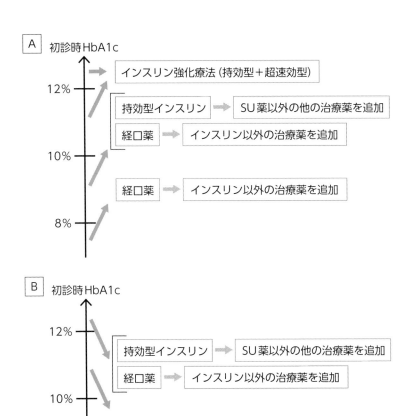

図3 未治療初診時のHbA1c別の治療方針（変則版）

り，2019年までの旧分類と比べてわかりやすい内容になっている。以下に各薬剤の特性や注意点について概説するが，禁忌や慎重投与に関しては各薬剤の添付文書を参照されたい。

表1　2型糖尿病の治療薬の分類と特徴

機序		種類	主な作用
① インスリン分泌非促進系		ビグアナイド薬	肝臓での糖新生抑制
		チアゾリジン薬	筋肉，肝臓のインスリン抵抗性改善
		α-グルコシダーゼ阻害薬	腸管での糖の消化・吸収の遅延
		SGLT2阻害薬	尿中への糖の排出促進
② インスリン分泌促進系	1) 血糖依存性	DPP-4阻害薬	GIP，GLP-1の分解抑制による作用増強
		GLP-1受容体作動薬*	GLP-1の作用増強
	2) 血糖非依存性	スルホニル尿素 (SU) 薬	持続的なインスリン分泌の促進
		速効型インスリン分泌促進薬	食後のインスリン追加分泌の促進
③ インスリン製剤		基礎インスリン製剤	食前血糖の改善
		追加インスリン製剤	食後血糖の改善
		混合型インスリン製剤	
		配合溶解インスリン製剤	

*従来，注射製剤のみであったが，2021年より経口薬が追加された。

（文献3をもとに作成）

2) ビグアナイド薬 (メトホルミン)

　本剤にはブホルミンとメトホルミンの2剤があるが，前者はほとんど使用されていないため，後者のメトホルミンのみを取り上げる。メトホルミンの作用は複雑であるが，主な作用は肝臓の糖新生抑制とGLP-1の分泌促進である。前者は主に十二指腸から吸収された本剤が門脈経由で肝臓に流入し，肝細胞に取り込まれて直接的に糖新生を抑制する作用である。後者は第1章（☞13頁）でも述べたように本剤が小腸下部での胆汁酸の再吸収を抑制し，腸管内で増加したフリーの胆汁酸がL細胞を刺激してGLP-1の分泌を促進する。図4[4] はメトホルミンとメトホルミン遅延放出剤（海外で開発中）をいずれも1回1000mgで1日2回内服した場合の血

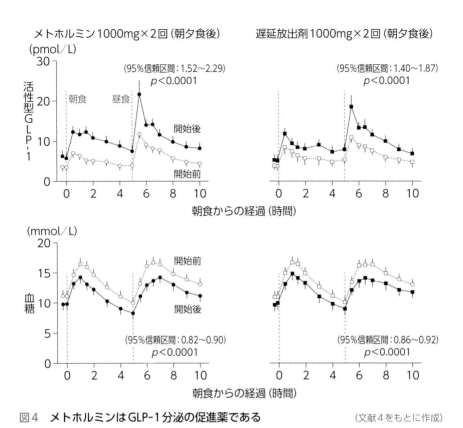

図4　メトホルミンはGLP-1分泌の促進薬である　（文献4をもとに作成）

糖とGLP-1の変動である。遅延放出剤は小腸上部ではほとんど吸収されないため，肝臓への直接作用は少ないと考えられているが，両剤とも同程度に朝食後から夕食前にかけての血糖が低下し，GLP-1は同程度に上昇している。肝臓への直接作用と胆汁酸を介する間接的なGLP-1分泌促進作用のどちらが主作用なのかは不明であるが，図4[4]を見る限りではGLP-1の分泌促進は本剤の重要な作用であると言える。メトホルミンは肝内脂肪減少や体脂肪減少の効果もあるが，これらは分泌が増加したGLP-1による作用と考えられる。

　メトホルミンの使用に際して特に注意すべき点は2つある。第一点は，最も多い副作用は腹痛や嘔気，便秘，下痢などの胃腸症状であるが，これらは数週間服用し

ている間に慣れてくることが多い。それゆえ，500mg（体格の小さい人は250mg）から開始し，腹部症状の様子をみながら徐々に増量し，可能であれば1500mgまたはそれ以上まで増やしていく。海外の大規模な前向き検討では1500mgからさらに用量を上げても，HbA1cは横ばいであったとする報告もあり，日本人も1500mgが目標維持量の目安と考えられている。本剤の腹部症状は用量依存性であり，これ以上増やすと症状が出るという場合は，その量でとどめておく。第二点は，乳酸アシドーシスが最も重篤な副作用であるため，禁忌・慎重投与のルールを厳守する，大量飲酒者には使用しない，普段の酒量は多くなくても一時的に大量飲酒する際は休薬する，脱水症やシックデイ，造影剤検査の際も休薬する，これらを徹底することである。

　その他の副作用として小腸下部でのビタミンB_{12}の吸収阻害が知られている。ビタミンB_{12}の低下は大球性高色素性貧血のリスクになるため，米国糖尿病協会もメトホルミン内服例は血中ビタミンB_{12}濃度の測定を推奨している。したがって，維持量で継続している例では一度はビタミンB_{12}濃度を測定すべきであるが，ビタミンB_{12}濃度が正常以下の例や大球性高色素性貧血の例は筆者の経験ではまったくない。これは日本人に対する用量が欧米に比して少ないからと推測されるが，正常以下または正常下限に近い値を示す例にはビタミンB_{12}の補充が望ましい。最近，注目されているのはメトホルミンの中枢神経系への影響である。表2[5]は海外での高齢者コホート研究の結果であるが，メトホルミン使用群は非使用群，非糖尿病群に比してビタミンB_{12}のみならずビタミンB_6濃度も低い。3種類の認知機能検査を施行して異常と判定されるオッズ比（非糖尿病群を1.0として）を臨床背景因子やビタミンB_6濃度およびビタミンB_{12}濃度で補正して比較すると，Mini-Mental State Examination（MMSE）では関連がないものの，他の2種類の検査ではいずれもメトホルミン使用群でオッズ比が高い。これはビタミンB_6濃度やビタミンB_{12}濃度と関わりなくメトホルミンが認知機能低下に関連している可能性を示唆している。現在のところ，メトホルミンが認知機能低下のリスクか否かは明らかではないが，メトホルミンを使用している高齢者では認知機能の変化について注意する必要がある。

表2 メトホルミン使用と認知機能に関する調査

	非糖尿病群 (n = 1856)	非使用糖尿病群 (n = 1986)	使用糖尿病群 (n = 318)
ビタミンB_{12} (pmol/L)	272 (266〜277)	275 (269〜280)	239 (224〜254) **
ビタミンB_6 (nmol/L)	68.6 (66.7〜70.3)	66.3 (64.6〜68.0)	59.8 (55.1〜64.6) *

	MMSE		RBANS		FAB	
	オッズ比	p	オッズ比	p	オッズ比	p
メトホルミン非使用糖尿病群	0.96 (0.78〜1.18)	0.71	1.04 (0.90〜1.20)	0.56	1.04 (0.89〜1.21)	0.64
メトホルミン使用糖尿病群	1.04 (0.70〜1.55)	0.85	1.34 (1.03〜1.74)	0.03	1.36 (1.03〜1.80)	0.03

(95％信頼区間), *$p < 0.01$, **$p < 0.001$
MMSE：Mini-Mental State Examination
RBANS：Repeatable Battery for the Assessment of Neuropsychological Status
FAB：Frontal Assessment Battery

（文献5をもとに作成）

3) チアゾリジン薬

　チアゾリジン薬のピオグリタゾンはペルオキシソーム増殖因子活性化受容体γサブタイプ（peroxisome proliferator-activated receptor-γ：PPAR-γ）を刺激する薬剤であり，主な作用は肝臓と筋肉のインスリン抵抗性改善である。**図5A**に本剤の作用，**図5B**に副作用をまとめたが，内臓脂肪と肝内脂肪の減少，非アルコール性脂肪性肝炎（nonalcoholic steato-hepatitis：NASH）の進行予防，心筋梗塞や脳梗塞のイベント抑制，動脈硬化性疾患による死亡率低下などのエビデンスがある反面，腎臓に作用してNa吸収促進による体液貯留から浮腫や心不全増悪をきたすことがある。それゆえ，本剤は内臓肥満と脂肪肝によるインスリン抵抗性を呈しているが，動脈硬化症も心不全も未発症である例が良い適応とされる。

　ピオグリタゾンの使用に際して特に注意すべき点は4つある。

　第一点は，最も重篤な副作用は心不全であるため，禁忌・慎重投与のルールを厳守

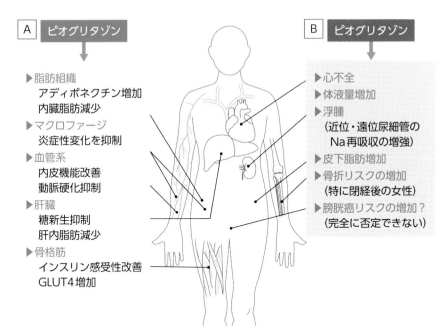

図5 ピオグリタゾンの作用 (A) と副作用 (B)

することである。第二点は，毎日の体重測定と浮腫のチェックである。内臓脂肪減少による体重減少が期待できる反面，皮下脂肪増加や体液貯留による体重増加の可能性がある。それゆえ，最少量の15mgから開始し，血糖改善と体重変動をみながら用量を上げていく。体重が増加した場合，それが浮腫によるものと判断される場合は本剤を中止するが，浮腫があっても本剤の継続が必要と思われる場合は利尿薬の併用を行いながら効果をみてもよい。第三点は，本剤により間葉系幹細胞から脂肪細胞への分化が促進されるため，骨芽細胞への分化が抑制されて骨折のリスクが閉経女性で上昇する可能性が指摘されている。したがって，閉経女性のみならず骨粗鬆症を呈する例，ステロイド使用例，サルコペニアによる転倒が危惧される例などには使用を控える。第四点は膀胱癌のリスクを上昇させる可能性が疫学研究の総合解析[6]などで指摘されたことである。その後の検討では発症リスクの増加は認められていないが，完全に否定されたわけではない[7]。それゆえ，膀胱癌治療中の例には使用しない。膀胱癌の既往例には慎重に判断し，使用する場合は十分に説明した上で開始する。

4) α-グルコシダーゼ阻害薬

　食事中に含まれるデンプンなどの糖質は単糖類のグルコースまで分解されて小腸粘膜から吸収される。α-グルコシダーゼは小腸粘膜細胞上で膜酵素として発現している消化酵素で，第1章の図13（☞33頁）で示したグルコースを連結しているα1-4-グリコシド結合を加水分解する反応を触媒する。α-グルコシダーゼ阻害薬（α-glucosidase inhibitor：α-GI）は，この酵素の反応を弱めて消化・吸収を遅延させ，食後の血糖上昇を緩徐にする薬剤である。第1章の図18（☞43頁）に示したように，2型糖尿病のインスリン追加分泌は遅延していることが特徴である。それゆえにゆっくり食事すること，食物繊維を多く含む食材を食事の前半に摂ることにより，食後の血糖上昇を緩徐にさせて，遅れて分泌されるインスリンとタイミングを接近させて食後血糖を改善することが大切である。本剤を用いて食後血糖がさらに緩徐に上昇すると，インスリン上昇とのタイミングがより近づくので食後血糖のさらなる低下が期待できる。

　α-GIによりグルコースまでの消化が遅延するということは，小腸上部ではグルコース量が減少し，小腸下部では増加することになる。その結果，小腸上部に存在するK細胞からのGIP分泌量が減少し，主に小腸下部に存在するL細胞からのGLP-1分泌量が増加すると予想される。図6[8]はα-GIのアカルボースを健常人に100mg単回投与した際のGIPとGLP-1の血中濃度であるが，非投与時と比較して朝食後のGIP分泌は低下し，逆にGLP-1分泌は亢進している。また，その際に胃内の食物量が半分にまで減少する時間を核医学検査で測定しているが，アカルボース服用時はこの時間が延長し，胃からの食物排泄速度が遅くなっている。これは分泌が増加したGLP-1の作用により消化管の蠕動速度が低下したからと推測される。したがって，α-GIもメトホルミンと同様，GLP-1分泌促進薬である。

　α-GIによりグルコースまでの消化が遅延すると，小腸内では完全にグルコースまで消化できず，未消化の糖質が大腸まで移行するのであろうか。図7A[9]は2型糖尿病例に対してアカルボースを1年間投与した前後で便中の全短鎖脂肪酸と酪酸を測定しているが，投与群では増加している。また図7B[10]は耐糖能異常の例に対してアカルボースを4カ月間投与して血中の短鎖脂肪酸を測定しているが，酢酸と酪

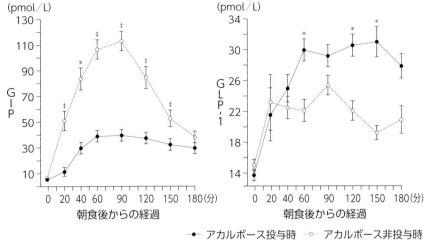

図6　α-GIはGLP-1分泌促進薬でもある　　　　　　　　（文献8をもとに作成）

酸の増加を認めている。このような便中，血中の短鎖脂肪酸の増加は未消化の糖質が大腸まで移行し，腸内細菌による発酵を受けた結果と考えられる。大腸上部のL細胞は，腸内細菌が産生した短鎖脂肪酸に反応してGLP-1を分泌するので，これもα-GIによるGLP-1分泌増加の一因となる。また，腸内細菌の中には発酵によりガスを産生する菌もあり，α-GI服用により放屁が増えるのもこのためである。以上からα-GIの食後血糖降下の機序には消化・吸収の遅延による作用以外に，GLP-1の分泌促進，食事中の糖質に含まれるグルコースの全量を体内に吸収させない，腸内細菌由来の短鎖脂肪酸が体内に吸収されて生理作用を発揮，腸内細菌自体の細菌叢の変化，などが複雑に関わっていると推測される。

　α-GIの使用に際して特に注意すべき点は3つある。第一点は少ない回数で少量から開始することである。本剤の主な副作用は放屁や腹満，腹痛などの消化器症状であるが，上述したようにこれは当然起こりうるものであり，本剤が効果を発揮している証でもある。数週間内服を継続している間にこれらの症状に慣れてくることが多いので，内服回数は1日1回または2回，用量も通常の半分量から開始する。

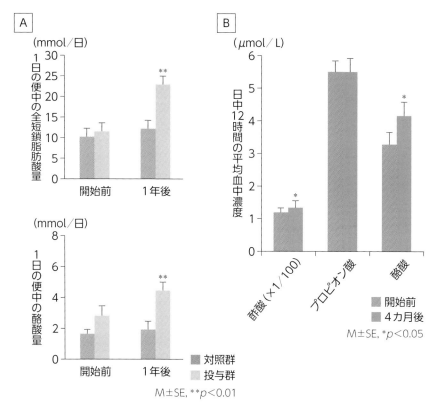

図7　α-GIは腸内細菌の発酵を増加させる

（Aは文献9，Bは文献10をもとに作成）

腹部症状の様子を見ながら回数も用量も徐々に増やせばよい。第二点は消化管の併発疾患や手術既往のある例には使用しないことである。これらの例に投与して腸閉塞や消化管穿孔をきたした例も報告されており，注意が必要である。第三点は糖質制限食を行っている例には血糖低下効果があまり期待できないことである。糖質の摂取量にもよるが，使用しても血糖改善効果が少ないと判断される場合は中止すべきである。

5) SGLT2阻害薬

　本剤は腎臓の近位尿細管に発現しているNa$^+$/グルコース共役輸送担体2（sodium glucose cotransporter 2：SGLT2）を阻害して腎臓の尿糖排泄閾値を低下させ，尿中へのグルコース排泄増加を介して血糖を低下させる薬剤である。栄養素として摂取したグルコースを体外に排泄するので，栄養バランスが負に傾いて体内では異化が亢進する。そのため，血糖低下と同時に体脂肪や体筋肉が減少する。表3[11]は筆者らが検討したイプラグリフロジン50mgを24週間使用した場合の体重，体脂肪量，四肢筋肉量，四肢筋肉量/体脂肪量の比，肝内脂肪量の変化である。血糖コントロールの改善とともに体脂肪量，肝内脂肪量，四肢筋肉量が減少しており，食事のエネルギー量を減少させた場合と同様，体内が異化に傾いたことを示している。しかし，インスリン感受性に関連する四肢筋肉量/体脂肪量の比には有意な変化がなく，インスリン感受性は少なくとも悪化していないと推測される。多くの研究をまとめた検討では，本剤はインスリン感受性を上昇させ，さらに膵β細胞の機能改善や心臓・腎臓の保護にも効果があり[12]，心血管疾患の一次・二次予防，腎症の進行予防に有用とされている[13]。これらをふまえると，本剤は肥満例，心血管疾患や心不全，腎症の既発症例や高リスク例に対して有用な効果が期待できるが，筋肉減少が問題となるサルコペニアやその前段階の例には注意を要する。

　SGLT2阻害薬の使用に際して特に注意すべき点は4つある。第一点は尿中へのグルコース排泄量増加に伴う脱水である。熱中症が発症しやすい夏季は特に注意が必要である。脱水に傾かないように十分量の飲水を継続するよう常に指導するが，

表3　SGLT2阻害薬の体組成への影響

	体重 (kg)	体脂肪量 (kg)	四肢筋肉量 (kg)	四肢筋肉量/ 体脂肪量	肝内脂肪量 (%)
開始前	82.2±11.3	27.8±5.7	21.8±4.8	0.82±0.26	29.0±15.2
24週後	78.7±12.2	26.0±5.9	21.1±4.9	0.85±0.25	17.7±12.9
p	<0.001	<0.001	<0.05	0.089	<0.001

M±SD
（文献11をもとに作成）

高齢者で認知機能低下を伴う例には家族や訪問スタッフにも協力を依頼する。第二点は尿路感染症や性器感染症のリスク増大である。膀胱炎症状や性器周辺の不快感などの有無について，毎回の診察時に確認する必要がある。また外陰部と会陰部の壊死性筋膜炎の発症例も報告されており，痛みや腫脹などの症状にも注意する。第三点は食事療法の緩みである。本剤で血糖が改善してくると，食事療法の励行がついおろそかになる可能性がある。実際，本剤の開始によりHbA1cが改善しても数カ月後から再び上昇してくるケースをしばしば経験する。本剤の治療効果を持続させるためには，食事療法についての状況確認とアドバイスの継続が必要である。第四点は第2章で解説したレジスタンス運動の継続と定期的な体組成検査を行うことである。本剤について筆者が懸念する点は筋肉量の減少である。**表3**[11]の対象者は38〜66歳の20名，平均年齢52歳であるが，わずか24週間で四肢筋肉量は平均0.7kg減少しており，これは無視できない減少量である。高齢者に長期間用いて四肢筋肉量や筋力がどの程度影響を受けるかは明らかでないが，転倒・骨折のリスクを本剤によりさらに増大させないためにも，レジスタンス運動の励行が必要である。

6) DPP-4阻害薬

小腸上部のK細胞から分泌されるGIP，小腸下部から大腸上部のL細胞から分泌されるGLP-1はともに血糖濃度依存性に膵β細胞のインスリン分泌を促進し，α細胞のグルカゴン分泌を抑制して血糖を低下させる。しかし，蛋白分解酵素のジペプチジルペプチダーゼ-4（dipeptidyl peptidase-4：DPP-4）により速やかに分解されて不活性型となるため，活性型の半減期は数分程度しかない。DPP-4の作用を阻害する本剤は，活性型のGIP，GLP-1の濃度を上昇させて両ホルモンの作用を増強する薬剤である。ただし，DPP-4により分解されるのはGIPとGLP-1以外にも様々なホルモン，ケモカイン，その他の液性因子があるため，DPP-4阻害薬の血糖低下にはインクレチン増強以外の作用も関与している可能性が推測されている[14]。

本剤はインスリン分泌能が保持されている軽症例のみならず，インスリン分泌が低下してインスリン注射を行っている例でも血糖改善が認められることから，血糖低下効果におけるインスリン分泌促進作用とグルカゴン分泌抑制作用のバランスは

症例によって異なる可能性がある。しかし，膵臓から分泌されるグルカゴンを特異的に測定する方法が困難であったため，この点は明らかではなかった。最近，膵臓由来のグルカゴンのみを特異的かつ精密に測定する方法として，液体クロマトグラフィー・高分解能質量分析法（liquid chromatography-high resolution mass spectrometry：LC-HRMS）が開発され，筆者らはこの方法を用いて検討を行った[15]。図8[15, 16]はインスリン分泌が保持されている軽症2型糖尿病例に対してDPP-4阻害薬のアナグリプチン200mgを4週間投与し，前後で栄養液負荷試験を行ってCペプチドとグルカゴンの変動を検討した結果である。既にインスリン治療を行っている2型糖尿病例に対して同様のプロトコールで検討された他施設の結果も併せて示している。図8AのCペプチドは，インスリン注射を行っている症例を対象とした他施設の結果[16]ではアナグリプチン開始前から低値であり，アナグリプチン投与でも目立った上昇はない。一方，軽症例を対象とした筆者らの結果[15]では，開始前からCペプチドが他施設に比して高く，アナグリプチンにより増加している。図8BはLC-HRMSで測定したグルカゴンであるが，他施設の結果[16]は開

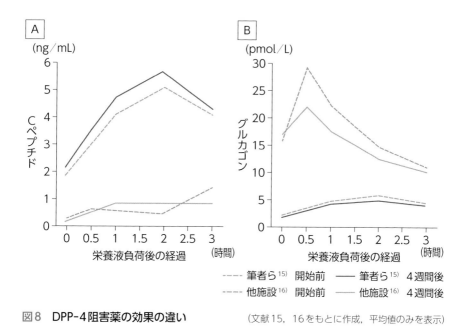

図8　DPP-4阻害薬の効果の違い　　（文献15，16をもとに作成，平均値のみを表示）

始前からグルカゴンが全体的に高く，アナグリプチン投与で明らかに低下している。筆者らの施設[15]では開始前から低く，アナグリプチン投与による低下も軽微である。なお血糖低下の程度は両検討とも同程度であった。2つの研究結果をまとめると，インスリン分泌能が低下している例ではグルカゴン分泌が亢進しており，本剤を使用するとインスリン分泌は促進されないが，グルカゴン分泌が抑制されて血糖が低下する。一方，インスリン分泌が保持されている軽症例ではグルカゴンが当初から低く，本剤の使用においてもグルカゴンはあまり変化せず，インスリン分泌の促進により血糖が低下する。以上から，筆者は本剤の作用について，インスリン分泌能がある程度保持されている場合は主にインスリン分泌促進により，分泌能が低下してグルカゴンが異常に亢進している場合は主にグルカゴン分泌抑制により，両者の中間程度の場合はインスリン分泌促進とグルカゴン分泌抑制の両方により血糖が低下すると考えている。

　DPP-4阻害薬の使用に際して特に注意すべき点は3つある。第一点はSU薬を既に使用している例に本剤を併用するとインスリン分泌が急に増加して低血糖をきたす可能性があるため，本剤開始時にはSU薬を半量またはそれ以下に減量する。その後，経過をみた上でSU薬の用量を調整する。第二点はGLP-1作用増強による胃腸蠕動抑制で消化管症状をきたす可能性がある。嘔気，腹満，腹部不快感などの症状が多いが，腸閉塞の発症例も報告されている。筆者も麻痺性腸閉塞をきたして入院治療となったケースを2例経験している。α-GIやメトホルミンは投与開始時に消化管症状をきたすことが多いが，本剤による症状は数週間～数カ月後に起こる場合もある。このような遅延性の副作用の機序は明らかではないが，常に消化管症状については頭に入れておく必要がある。第三点は稀ではあるが水疱性類天疱瘡など自己免疫性水疱症が生じることがある。瘙痒感，発赤や水疱，口内炎などを訴える場合は本剤を中止すると同時に皮膚科に紹介する。

7) GLP-1受容体作動薬

　本剤は遺伝子構造を変えてDPP-4による分解は受けにくいが，GLP-1受容体には結合してGLP-1同様の作用を発揮する薬剤である。血中濃度がL細胞より分泌

されたGLP-1の数百倍にもなるため，発売当初から安全性について心配されたが，因果関係が明確な重篤な副作用に関しては現在までのところ目立った報告はない。GLP-1は第1章の図5（☞14頁）でも示したように膵臓以外の臓器・組織にも様々な作用を及ぼしている。特にSGLT2阻害薬と同様に心血管・腎臓の保護作用があり，本剤とSGLT2阻害薬の比較検討[17]も行われている。また体脂肪減少作用も注目されており，図9[18]は肥満を伴う2型糖尿病例に対してリラグルチド0.9mg／日を24週間投与した筆者らの検討であるが，上下腹部CTで測定した内臓脂肪体積，MRI機器を用いて測定した肝内脂肪量は著明に低下しているが，腹部皮下脂肪体積には変化がない。このような脂肪組織の部位による変化の違いは興味深いが，機序に関しては明らかではない。海外では糖尿病に使用する最大用量を超える高用量を抗肥満薬として用いる検討が以前から進められている。体重を減少させる薬剤はSGLT2阻害薬も同様であるが，筋肉に対する影響が懸念される。過去の報告をまとめた総説[19]では，本剤による筋肉量の変化は減少，不変，増加とする論文にわかれており，一定の結論は得られていない。これまでの基礎的研究からはGLP-1は

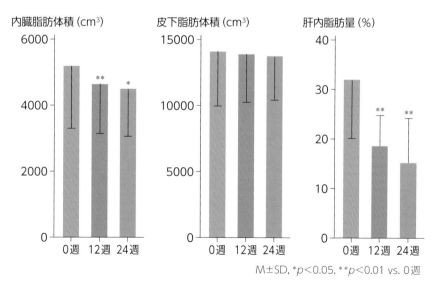

M±SD, *$p < 0.05$, **$p < 0.01$ vs. 0週

図9　GLP-1受容体作動薬が体脂肪に及ぼす効果　　　（文献18をもとに作成）

骨格筋に対して同化的に作用すると考えられており，筋肉量が減少した例では本剤による中枢性の食欲抑制作用により食事摂取量が低下し，食事エネルギー量減少により筋肉が異化に傾いた可能性を筆者は推測している。したがって，本剤を血糖改善に加えて体脂肪減少効果も期待して使用する場合は，単に体重だけでなく体組成の変化もチェックすることが望ましい。

　本剤には注射製剤に加えて，2021年より経口薬製剤が追加された。注射製剤には，毎日注射するタイプと週1回注射するタイプがある。前者には比較的短時間作用型と長時間作用型の2つの製剤がある。症例の特性により適したものを選択すればよいが，筆者は細かい使いわけは行っておらず，大半の例には週1回の製剤を使用している。最近は認知機能が低下した独居の高齢者，ともに認知機能が低下している高齢の夫妻など，インスリン自己注射や内服薬の管理が困難なケースが少なくない。このような場合は本剤の週1回製剤を訪問看護師やかかりつけの往診医，別居しているご家族に注射して頂いている。消化器症状が強くて継続困難であれば中止して持効型インスリンの週2〜3回の間欠的注射などに変更せざるをえないが，消化器症状が自制内であれば，単独では低血糖も起こしにくいので使いやすい薬剤である。

　GLP-1受容体作動薬の注射製剤の使用に際して特に注意すべき点は4つある。第一点は上述したように使用当初の消化器症状である。ただし，使用している間に慣れてくることが多い。それゆえ，用量調節が可能な製剤を少量から開始して様子をみながら徐々に増量するのが望ましい。第二点は急性膵炎や腸閉塞などの報告があり，特に持続する強い腹痛と嘔気・嘔吐は軽視せず，適切な検査と処置を行う必要がある。第三点は糖尿病性の自律神経障害で胃不全麻痺（gastroparesis）や頑固な便秘症を呈する例には本剤は向かない。本剤による胃腸の蠕動抑制により腹満や胃もたれ感がさらに悪化することがある。もちろん，消化管の慢性疾患や手術既往のある例にも使用は控えるべきである。第四点は食欲抑制作用が強く現れる場合があり，その場合は減量や中止を考慮する。

　経口のGLP-1受容体作動薬はユニークな製剤である。一般的にペプチドを内服すると小腸の消化酵素で分解されてしまうため，経口薬としての製剤化は不可能で

ある。しかし本剤は，特殊な吸収促進剤を添加することにより胃からの吸収を可能にした画期的な薬剤である。ただし，胃に内容物があると吸収効率が低下するため，朝食30分前に服用する必要がある。また胃からの吸収効率には個人差もあるため，慎重な用量調節が必要である。しかし内服薬であるメリットは大きく，今後は注射製剤以上に広く使用される可能性がある。GLP-1受容体作動薬としての副作用は基本的には注射製剤と同様であり，使用に際しては最低用量から開始し，時間をかけて用量調節を行う。また，服用後少なくとも30分間は飲食および他の経口薬の内服を避けることをよく指導しておく必要がある。さらに注射製剤と同様，DPP-4阻害薬との併用は作用が類似するため保険診療上は不可である点にも注意する。

8) SU薬

SU薬は膵β細胞のSU薬受容体に結合して持続的にインスリン分泌を促進するが，血糖依存性の作用ではないので，血糖の高低にかかわらず常に分泌が促進されている。したがって，インスリン基礎分泌を亢進させて，夜間や空腹時血糖を改善させる薬剤である。基礎分泌されたインスリンは，主に肝臓に作用して夜間や空腹時の血糖を適正なレベルに維持している。SU薬により分泌増加したインスリンは門脈を経て肝臓に最初に流入するため，夜間や空腹時の血糖を効率的に改善することができる。一方，基礎分泌を補填する持効型インスリンは皮下毛細血管から吸収されて大静脈を経て全身循環から肝臓に到達するため，注射したインスリンの全量が肝臓に作用するわけではない。それゆえ，肝臓以外の臓器・組織に対する作用も問題となる。たとえば，インスリンは脂肪組織に作用して脂肪蓄積を促進するので，体外からのインスリン注射はSU薬に比して体脂肪が増加しやすい。

SU薬の使用に際して特に注意すべき点は3つある。第一点は作用が長時間持続するため，SU薬過剰による重症低血糖で医療機関を受診した場合，グルコースの静脈内注入で意識が回復してもグルコース補充を中止すると再び低血糖に陥る可能性がある。したがって，意識が回復してもすぐには帰宅させないで入院の上で慎重に経過をみる必要がある。第二点は漫然と継続しないことが必要である。図10[20]は欧米で行われた検討で，未治療2型糖尿病4360例（空腹時血糖126〜180mg/dL）を

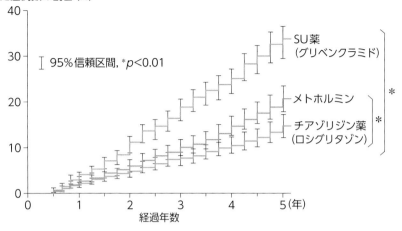

空腹時血糖が確実に180mg／dLを
超えた症例数の割合 (%)

図10　薬剤による治療効果不十分な症例割合の推移　　　　（文献20をもとに作成）

SU薬，チアゾリジン薬，メトホルミンの3群に割り付け，空腹時血糖の改善度に応じ
て用量調節しても空腹時血糖が確実に180mg／dLを上回るようになった症例数の
割合を示している。5年後の時点でSU薬使用群は他の薬剤使用群に比して34％も
の症例で単剤での血糖コントロールが困難になっている。SU薬は持続的に膵β細胞
を刺激するため，インスリン分泌能がある程度保たれている例では強力な血糖降下
作用が期待できる反面，長期間の使用はβ細胞を疲弊させてインスリン分泌の低下
をきたすことにもなる。したがって，薬剤効果を長く保つためには最高用量までは使
用せず，半量またはそれ以下で使用すること，それでも血糖がしだいに上昇してきた
場合は，漫然と継続せずに減量または中止してインスリン製剤などに変更すること
が大切である。第三点はこれらをふまえて，長時間作用型のグリベンクラミドではな
く，より短時間作用型のグリクラジドやグリメピリドを使用することである。

　昭和の時代は経口薬といえばSU薬とビグアナイド薬しか選択肢がなく，後者は
乳酸アシドーシスのリスクが懸念されていたので，実質的にはSU薬しか使用でき
なかった。しかし，現在では多種類の経口薬を使用できるため，SU薬は極力使わ
ない，使うにしても最後に用いる，それも少量だけ使う薬剤と筆者は考えている。

9) 速効型インスリン分泌促進薬 (グリニド薬)

　本剤にはナテグリニド，ミチグリニド，レパグリニドの3種類があり，いずれも「グリニド」がつくことから，グリニド薬と呼ばれる。グリニド薬は図11[21]に示すように，食後のインスリン追加分泌を促進する薬剤である。第1章の図18（☞43頁）にも示したように，2型糖尿病の追加分泌は遅延していることが特徴である。それゆえに食事をゆっくり摂ること，食物繊維を多く含む食材を食事の前半に摂ることにより，食後の血糖上昇を緩徐にさせて，遅れて分泌されるインスリンとタイミングを接近させて食後血糖を改善することが大切である。グリニド薬の特徴は図11[21]に示すように，追加分泌の促進というより，追加分泌のスピードアップと言ったほうが理解しやすい。これにより食後の血糖上昇とインスリン上昇のタイミングがさらに接近するため，食後血糖が低下するのである。それゆえ，毎食後血糖を低下させるためには，1日3回毎食直前の服用が望ましいが，筆者は1日2回（朝夕食直前）で用いることが多い。その理由は，①朝食直前の内服により朝食後から昼食前の血糖が低下するため，昼食後血糖も連動して低下する，②2回目の食事の現象（second meal phenomenon）により昼食後血糖は朝食後血糖より低くなることが期待でき

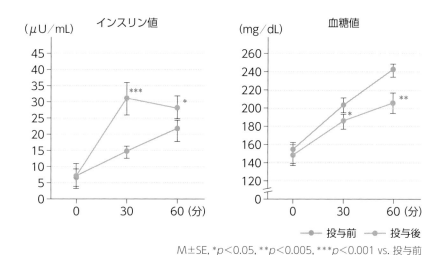

M±SE, *p<0.05, **p<0.005, ***p<0.001 vs. 投与前

図11　グリニド薬の食後インスリンと血糖に対する効果　　　（文献21より引用）

る，③昼食直前の内服を忘れる患者さんが多い，などである。実際，2回の内服でも3回の場合と比べて，HbA1cやGAの改善に差がなかったことが報告されている[22]。

　グリニド薬の使用に際して特に注意すべき点は2つある。第一点はSU薬との併用が保険診療上は不可である。グリニド薬を2回または3回服用して毎食後血糖が改善しても，朝の空腹時血糖が高い例に対して，眠前に短時間作用型SU薬のグリクラジドを少量用いると翌朝の空腹時血糖の低下が期待できる場合がある。しかし残念ながらこのような併用は認められていない。第二点は食後低血糖をきたす可能性があるため，少量から開始すべきである。特に3回内服で開始すると昼食後に低血糖を呈することがあるため，筆者は朝夕の2回から開始し，昼食後血糖がなお高い場合に限って3回に変更している。

10) インスリン製剤

　インスリン注射製剤は体内のインスリン量を増加させるものであり，基礎分泌を補填する中間型製剤と持効型製剤，追加分泌を補填する速効型製剤と超速効型製剤がある。また中間型製剤と速効型や超速効型製剤を混合した製剤，持効型製剤と超速効型製剤を配合した製剤もある。いずれも少量から開始し，SMBGやCGMのデータを参考に用量調節を行うのが望ましい。筆者は基礎分泌の補填には持効型，追加分泌の補填には超速効型を主に使用しているが，持効型は0.1U/kgから開始，超速効型は毎食直前に2～4Uから開始するケースが多い。配合溶解製剤の場合はこれらの量を合わせて開始量を決めている。増量に伴って血糖が改善してくると，筋肉と肝臓でのインスリン感受性が改善し，インスリン分泌も回復してくることがあるため，同量で継続していると低血糖をきたすことがある。その場合は逆にインスリンの減量を行う。

　インスリン製剤の使用に際して特に注意すべき点は3つある。第一点はアレルギー反応である。これはインスリンに対するアレルギー反応よりインスリンの溶解液に含まれる成分に対する反応が大半で，注射部位周辺の発赤や瘙痒感が起こる場合は製薬会社からの情報を得て溶解液の異なる製剤に変更する。第二点はインスリン

ボールである。毎回同じ部位に注射していると，図12の四角で囲った部分に示すようなボール状の皮下腫瘤を認めることがあり，インスリンボールと呼ばれている。これはインスリンの皮下局所での脂肪合成促進作用による脂肪組織の異常増大（lipo-hypertrophy）と考えられていたが，図12の単純CT画像を見ると，通常の皮下脂肪組織は低吸収（黒く映る）を示すが，インスリンボールの部位は高吸収（白く映る）を示す部分があり，単なる脂肪増生のみとは考えにくい。この皮下腫瘤を病理学的に検討すると，脂肪増生以外にアミロイド沈着，膠原線維増生，類上皮細胞肉芽腫などの所見が認められている[23]。この部位はインスリンの吸収性が低下しているため，用量に見合ったインスリン作用が発揮されない。したがって，同量で注射を継続しているにもかかわらず血糖コントロールが悪化している場合は，注射部位に関する問診と触診を行い，インスリンボールを認めた場合は，この部位を外して注射するよう指導する。インスリン注射の導入時に注射部位を変えることを指導しても，インスリンボールの部位は注射時の痛みが少なく，つい同じ部位に注射するケースが少なくないので，注射部位については常に注意する必要がある。第三点はインスリン抗体の産生である。持効型製剤や超速効型製剤はヒトインスリンの遺伝子に修飾を加えたもので，本来のヒトインスリンとは異なる構造の分子であり，1年以上継続していると抗体が形成されることがある。同量で注射を継続していても低血糖や高血糖をきたして血糖がこれまで以上に動揺する場合は，インスリ

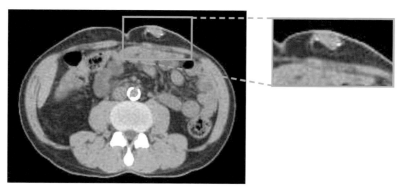

図12　インスリンボールの単純CT画像
（聖マリアンナ医科大学代謝・内分泌内科より提供）

ン抗体の検査が必要である。種類と量にもよるが，インスリン抗体が血糖動揺の原因と考えられる場合は製剤を変更して経過をみるとよい。

❸ 薬物治療の考え方と薬剤選択

1) 筆者の考える治療薬分類

　表1[3]に示した糖尿病治療薬の糖尿病学会による分類はインスリン分泌非促進系，促進系，インスリン製剤の3グループに大きくわけられている。図13は筆者の考える分類で，インスリン作用アップとGLP-1作用アップの2グループにわけている。インスリン作用アップのグループは4剤あり，インスリン製剤はインスリン量そのものを増加，SU薬は基礎インスリンを増加，速効型インスリン分泌促進薬は追加インスリンを増加，ピオグリタゾンはインスリン抵抗性の改善により，それぞれインスリン作用をアップする。　一方，GLP-1作用アップのグループも4剤あり，GLP-1受容体作動薬はGLP-1の増加，DPP-4阻害薬はGLP-1の分解抑制，メトホルミンとα-グルコシダーゼ阻害薬は前述したように，GLP-1の分泌促進によりそれぞれGLP-1作用をアップする。この2分類に属さないのはSGLT2阻害薬のみである。前述したようにSGLT2阻害薬によりインスリン抵抗性とインスリン分泌が改善するので，本剤は大きくみればインスリン作用アップのグループに含まれる。

2) 食事療法と薬物療法の統合

　GLP-1作用アップのグループは図13に示すように，血糖依存性にインスリン分泌を促進し，体脂肪と肝内脂肪を減少させてインスリン抵抗性を改善するため，インスリン作用アップの効果も併せ持っている。しかも，グルカゴンの分泌抑制，心血管・腎臓の保護作用も有しているため，血糖改善，肥満改善，合併症予防の一石三鳥の効果が期待できる。さらに，いずれの薬剤も単独使用では低血糖を起こす可能性がきわめて低い。

　第1章❸（☞12頁〜）ではGLP-1に着目した食事療法を取り上げた。すなわち，

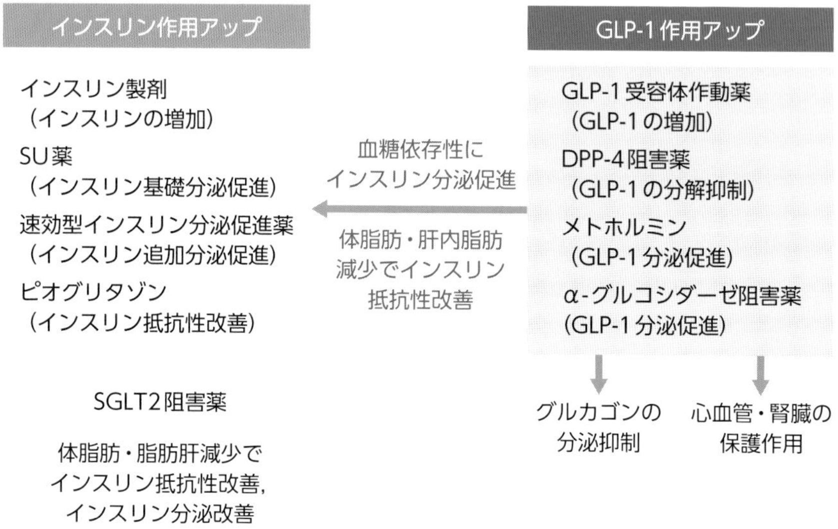

インスリン作用アップ		GLP-1作用アップ

インスリン製剤
（インスリンの増加）

SU薬
（インスリン基礎分泌促進）

速効型インスリン分泌促進薬
（インスリン追加分泌促進）

ピオグリタゾン
（インスリン抵抗性改善）

血糖依存性に
インスリン分泌促進

体脂肪・肝内脂肪
減少でインスリン
抵抗性改善

GLP-1受容体作動薬
（GLP-1の増加）

DPP-4阻害薬
（GLP-1の分解抑制）

メトホルミン
（GLP-1分泌促進）

α-グルコシダーゼ阻害薬
（GLP-1分泌促進）

SGLT2阻害薬

体脂肪・脂肪肝減少で
インスリン抵抗性改善，
インスリン分泌改善

グルカゴンの
分泌抑制

心血管・腎臓の
保護作用

図13　筆者の考える糖尿病治療薬の分類

血糖調節に及ぼすGLP-1の生理的作用，2回目・3回目の食事の現象，GLP-1の分泌を増加させる食事について解説した。そのような食事にGLP-1作用アップの薬剤を組み合わせることは，まさに食事療法と薬物療法の統合であり，効率性の高い糖尿病治療を実現することができる。

3) 第一選択薬の考え方

　図2，3に示したように著明な高血糖の際にはインスリン製剤から使用すべきである。経口薬から開始する場合は膵臓に負担を強いるSU薬は使用せず，食事療法と薬物療法を統合する視点からもGLP-1作用アップグループの中から最初に使用する薬剤を選択する。筆者はDPP-4阻害薬またはメトホルミンを第一選択薬としているが，どちらを最初に使うかはケースバイケースである。DPP-4阻害薬は高額であるが，最初から高用量の使用が可能でHbA1cの低下が速い。しかも初期の副作用も少ないため使いやすい。メトホルミンは安価な薬剤で経済的なメリットが大きい。一方，消化管症状はほぼ必発なので，少量から開始して時間をかけて用量

アップする必要がある。そのため，HbA1cもDPP-4阻害薬と比べるとゆっくり低下する。それぞれの禁忌・慎重投与のルール，患者さん自身の特性，コスト面などを個別的に考えて第一選択薬を決めればよい。

　単剤で効果不十分の場合は両剤併用とする。両剤の配合薬も上市されており，コスト的なメリットもある。1日1回服用と2回服用の配合薬があるが，筆者はメトホルミンの1日量が同じであれば効果も変わらないと考えている。夕の内服を忘れがちな方には1回服用のタイプにするなど，患者さんの希望も聞いて選択している。いずれのタイプもメトホルミンの合計量が1500mg未満であるため，配合薬とメトホルミン単剤の両方を使用する場合が少なくない。図14[24]はメトホルミンを1500mg以上服用中の脂肪肝を呈する2型糖尿病例を3群にわけて，DPP-4阻害薬のシタグリプチン100mg，GLP-1受容体作動薬のリラグルチド1.8mg，持効型インスリンのグラルギン0.2U/kgをそれぞれ26週間併用し，HbA1c，臍部CTでの内臓脂肪面積，MRI機器による肝内脂肪量の変化量を比較したものであ

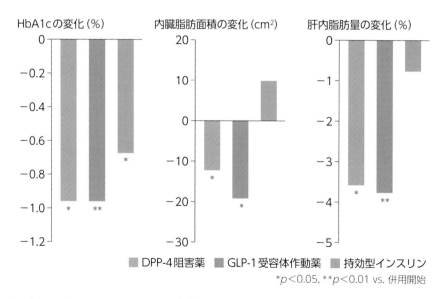

*p<0.05, **p<0.01 vs. 併用開始

図14　メトホルミンとDPP-4阻害薬の体脂肪に及ぼす併用効果

（文献24をもとに作成，平均値のみを表示）

る。メトホルミンと各薬剤を併用すると，いずれも同程度にHbA1cが改善しているが，DPP-4阻害薬併用群では内臓脂肪面積，肝内脂肪量はGLP-1受容体作動薬併用群と同等，またはそれに近い程度で減少している。したがって，メトホルミンによるGLP-1分泌促進とDPP-4阻害薬によるGLP-1分解抑制の組み合わせは相加的な血糖改善と体脂肪減少の効果が期待できると考えられる。なお，メトホルミンはシックデイや造影剤使用などで一時的に休薬すべきときがあり，配合薬使用例では，その間はDPP-4阻害薬を単独で臨時処方して継続する場合がある。もちろん，それでもかまわないが，煩雑な手続きであり，DPP-4阻害薬を数日から1週間程度中止しても血糖コントロールが大きく悪化することはないので，筆者は配合薬自体を中止，すなわち両剤とも休薬としている。

4) 次のステップの薬剤選択

図15に初期の薬剤選択をまとめて示す。上述したように第一選択薬はメトホルミンまたはDPP-4阻害薬とし，効果不十分であれば両剤併用とする。これにより食前血糖は目標に達しても，食後血糖がなお高い場合はα-GIまたはグリニド薬を追加し，不十分であれば両剤併用とする。このような4剤併用でも食後血糖がまだ目標に到達しない場合は，DPP-4阻害薬をGLP-1受容体作動薬に変更する。

1日を通して全体的に血糖がまだ高い場合や血糖は良いが肥満を改善させたい場合は，両剤にSGLT2阻害薬を追加，またはDPP-4阻害薬をGLP-1受容体作動薬に変更する。図14[24)]ではDPP-4阻害薬併用群もGLP-1受容体作動薬併用群も同程度の内臓脂肪減少，肝内脂肪減少であるが，一般的にはGLP-1受容体作動薬のほうがDPP-4阻害薬より抗肥満効果は高いと考えられている。いずれの場合も効果不十分であれば，メトホルミン，SGLT2阻害薬，GLP-1受容体作動薬の3剤併用とする。

上記の3剤併用で食前血糖が改善したが，食後血糖がまだ高い場合はα-GIやグリニド薬を追加する。それでもまだ血糖が高い場合は，インスリン抵抗性が強いと考えられる例にはピオグリタゾンを先に追加するが，そうでない例はこの段階で初めてSU薬を追加する。このような薬剤選択でも血糖の改善をみない場合は，イン

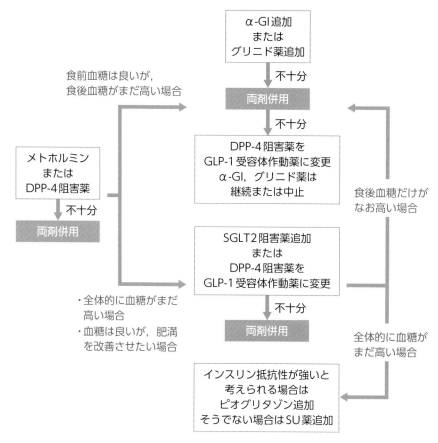

図15　初期の薬剤選択の考え方

スリン治療を開始する必要がある。

　図15は筆者が考える薬剤選択のアルゴリズムである。実際には各薬剤の禁忌・慎重投与のルール，患者さんの特性や希望，合併症や併発症の状況，コスト面などを総合して薬剤選択を行う。どのような選択をするにせよ，なぜこの薬剤を選択するのか，薬剤の作用と期待される効果，副作用，注意すべき点などを患者さんにわかりやすく説明し，十分な理解を得た上で開始すべきである。

おわりに

　食事療法，運動療法，薬物療法は三位一体である。食事療法と運動療法が不十分なままに薬剤を処方しても満足のいく効果は得られない。仮に治療目標に到達したとしても，生活習慣の改善が伴っていれば，より少ない薬剤量で同じ効果を得ることができるはずである。第1, 2章で取り上げた食事と運動に関する説明やアドバイスを行い，薬物を使用するにしても少ない種類，少ない用量で高い効果を上げられるように工夫したいものである。

　我々はしばしば，「患者さんの服薬コンプライアンスが不良」とか「治療に対するアドヒアランスが低い」などの言葉を口にする。コンプライアンスは医師・医療スタッフからの指示を患者さんが守ること，アドヒアランスは患者さん自身が治療に積極的に参加することを意味するが，これらは我々の説明しだいでいくらでも良くすることが可能である。特に薬剤については患者さんにわかりやすく説明することが大切で，そのための知識を我々自身が理解しておく必要がある。本章で解説した各薬剤の特性や注意点が，そのお役に立つことを願っている。また薬剤選択については様々な考え方があるが，本章でご紹介した筆者のアルゴリズムが多少のご参考になれば幸いである。

〈文 献〉
1) 日本糖尿病学会，編著：糖尿病診療ガイドライン2019. 南江堂, 2019.
2) 中村二郎，他：—糖尿病の死因に関する委員会報告—アンケート調査による日本人糖尿病の死因—2001〜2010年の10年間, 45,708名での検討—. 糖尿病. 2016;59(9); 667-84.
3) 日本糖尿病学会，編著：糖尿病治療ガイド2020-2021. 文光堂, 2020, p38-9.
4) DeFronzo RA, et al:Once-daily delayed-release metformin lowers plasma glucose and enhances fasting and postprandial GLP-1 and PYY:results from two randomised trials. Diabetologia. 2016;59(8):1645-54.
5) Porter KM, et al:Hyperglycemia and metformin use are associated with B Vitamin deficiency and cognitive dysfunction in older adults. J Clin Endocrinol Metab. 2019;104(10):4837-47.

6) Ferwana M, et al:Pioglitazone and risk of bladder cancer:a meta-analysis of controlled studies. Diabet Med. 2013;30(9):1026-32.
7) Lewis JD, et al:Pioglitazone use and risk of bladder cancer and other common cancers in persons with diabetes. JAMA. 2015;314(3):265-77.
8) Enç FY, et al:Inhibition of gastric emptying by acarbose is correlated with GLP-1 response and accompanied by CCK release. Am J Physiol Gastrointest Liver Physiol. 2001;281(3):G752-63.
9) Holt PR, et al:Effects of acarbose on fecal nutrients, colonic pH, and short-chain fatty acids and rectal proliferative indices. Metabolism. 1996;45(9):1179-87.
10) Wolever TM, et al:Acarbose raises serum butyrate in human subjects with impaired glucose tolerance. Br J Nutr. 2000;84(1):57-61.
11) Ohta A, et al:Ipragliflozin, a sodium glucose co-transporter 2 inhibitor, reduces intrahepatic lipid content and abdominal visceral fat volume in patients with type 2 diabetes. Expert Opin Pharmacother. 2017;18(14):1433-8.
12) DeFronzo RA, et al:Renal, metabolic and cardiovascular considerations of SGLT2 inhibition. Nat Rev Nephrol. 2017;13(1):11-26.
13) Zelniker TA, et al:SGLT2 inhibitors for primary and secondary prevention of cardiovascular and renal outcomes in type 2 diabetes:a systematic review and meta-analysis of cardiovascular outcome trials. Lancet. 2019;393(10166):31-9.
14) Andersen ES, et al:Do we know the true mechanism of action of the DPP-4 inhibitors? Diabetes Obes Metab. 2018;20(1):34-41.
15) Nakagawa T, et al:Effects of anagliptin on plasma glucagon levels and gastric emptying in patients with type 2 diabetes:An exploratory randomized controlled trial versus metformin. Diabetes Res Clin Pract. 2019;158:107892.
16) Katahira T, et al:Postprandial plasma glucagon kinetics in type 2 diabetes mellitus:comparison of immunoassay and mass spectrometry. J Endocr Soc. 2018;3(1):42-51.
17) Zelniker TA, et al:Comparison of the effects of glucagon-like peptide receptor agonists and sodium-glucose cotransporter 2 inhibitors for prevention of major adverse cardiovascular and Renal Outcomes in Type 2 Diabetes Mellitus. Circulation. 2019;139(17):2022-31.
18) Ishii S, et al:Liraglutide reduces visceral and intrahepatic fat without significant loss of muscle mass in obese patients with type 2 diabetes:A Prospective Case Series. J Clin Med Res. 2019;11(3):219-24.
19) Sargeant JA, et al:A review of the effects of glucagon-like peptide-1 receptor agonists and sodium-glucose cotransporter 2 inhibitors on lean body mass in humans. endocrinol metab (seoul). 2019; 34(3):247-62.

20) Kahn SE, et al:Glycemic durability of rosiglitazone, metformin, or glyburide monotherapy. N Engl J Med. 2006;355(23):2427-43.

21) Konya H, et al:Pleiotropic effects of mitiglinide in type 2 diabetes mellitus. Clinical Trial J Int Med Res. 2009;37(6):1904-12.

22) Kamiyama H, et al:Effect of repaglinide, administered two or three times daily for 3 months, on glycaemic control in Japanese patients with type 2 diabetes mellitus. J Int Med Res. 2014; 42(5):1150-60.

23) 楠　和久, 他:インスリン注射による皮下腫瘤の病理組織, 画像所見およびインスリン吸収についての検討. 糖尿病. 2015;58(6):388-97.

24) Yan J, et al:Liraglutide, sitagliptin, and insulin glargine added to metformin:the effect on body weight and intrahepatic lipid in patients with type 2 diabetes mellitus and nonalcoholic fatty liver disease. Hepatology. 2019;69(6):2414-26.

付録　HbA1c について

はじめに

　HbA1cは，糖尿病の診断基準や血糖コントロール状況の指標として幅広く用いられているが，HbA1cの特性や問題点は必ずしも正確には理解されていない。HbA1cの検査結果を正しく評価するために，HbA1cに関して知っておくべき基礎知識を解説する。

1　糖化反応

　糖化反応とは図1に示すように，タンパク分子中のアミノ酸のアミノ基($-NH_2$)にグルコースやフルクトース（果糖）など単糖類のアルデヒド基($-CHO$)が反応して水分子が縮合され，非酵素的に糖がタンパク分子に結合する反応である。結合当初は不安定で再び分離することもあるが，構造がさらに変化（アマドリ転位）して安定型のケトアミンになると分離しなくなる。この状態を糖化タンパクと呼んでいる。HbA1cは，赤血球内に取り込まれたグルコースがヘモグロビン分子に糖化反応で結合した糖化タンパクである。血糖が高い人ほど赤血球内に取り込まれるグルコースが多くなるので，HbA1cが高くなる。それゆえ，HbA1cは血糖状況を反映する指標として用いられている。

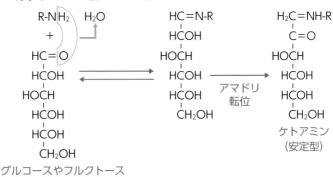

図1　糖化反応 (glycation)

❷ HbA1cの定義

　成人の赤血球内のヘモグロビン分子 (hemoglobin：Hb) は図2Aに示すようにα鎖, β鎖と呼ばれる2種類のポリペプチドがそれぞれ2本, 合計4本のポリペプチドで構成される4量体構造をとっており, それぞれのポリペプチドは鉄を含むヘムを1分子含有している。α鎖とβ鎖にはグルコースが糖化反応により結合する部位が複数あるが, 　大部分はβ鎖のアミノ基側末端にあるバリンに結合している。HbA1cの定義は図2Bに示すように1本のβ鎖アミノ基側末端のバリンにのみグルコースが結合して安定状態になったものである。 図2Cにあるような2本のβ鎖アミノ基側末端のバリンに結合したもの, 1本のβ鎖アミノ基側末端のバリンと他の部位にも結合したもの, β鎖以外にα鎖にも結合したものなども形成されるが, これらはHbA1cには含めない。

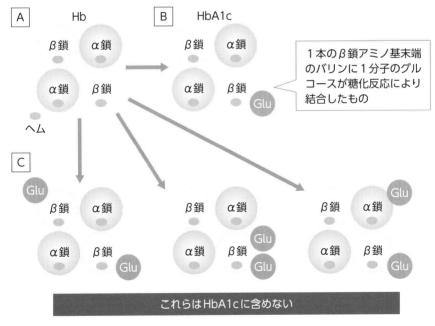

図2　HbA1cの定義

❸ HbA1cの測定法

　HbA1cの測定法は大きくわけて**表1**に示す3種類がある。それぞれに長所と短所があるが，日本では高速液体クロマトグラフィー（high performance liquid chromatography：HPLC）法による測定が多い。免疫法と酵素法は多検体の処理が可能だが，変異・修飾などの検出は不可である。修飾については**表2**（☞117頁）で後述するが，変異とは**図3**に示すようなβ鎖の遺伝子変異による異常Hb分子を指す。β鎖の遺伝子変異はヘテロ接合体が多く，症例のHbには正常β鎖のHbA1cと異常β鎖のHbA1cの両方が含まれ，免疫法や酵素法では両者を合わせてHbA1cとして測定し，別個に測定することはできない。HPLC法では異常β鎖の構造にもよるが，両者を分離して測定できる場合がある。β鎖の遺伝子変異は日本人では3000名に1名程度の頻度と言われるが，東南アジア諸国ではさらに多く，東南ア

表1　HbA1cの測定法

	HPLC法	免疫法	酵素法
測定機器	専用機	専用機／汎用分析器	汎用分析器
処理検体	75検体／時間	400検体／時間	400検体／時間
測定原理	イオン交換カラムを使用して糖化による荷電の違いにより溶出される分画からβ鎖N末端の糖化物をHbA1cとして測定	β鎖N末端を特異的に認識できる抗体を使用して抗原抗体反応によってHbA1cを測定	β鎖N末端が糖化されたペプチドに特異的に作用して，その部分を切断する酵素を使用し，切断物をHbA1cとして測定
長所	測定精度が高い一部の変異・修飾などの検出も可能	多検体の安価処理が可能	多検体処理と精度上昇
短所	大量検体処理には向かない	変異・修飾などの検出は不可	変異・修飾などの検出は不可
日本での割合（2018年日本医師会の調査）	69.2%	15.8%	14.8%

HPLC：高速液体クロマトグラフィー

（アークレイ株式会社より提供）

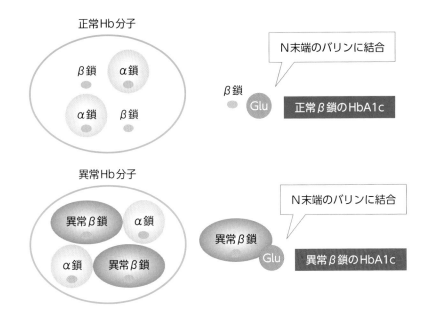

正常Hb分子

β鎖 α鎖

α鎖 β鎖

N末端のバリンに結合

β鎖

Glu 正常β鎖のHbA1c

異常Hb分子

異常β鎖 α鎖

α鎖 異常β鎖

N末端のバリンに結合

異常β鎖

Glu 異常β鎖のHbA1c

図3　β鎖に遺伝子変異がある場合（異常β鎖）

ジアからの就労者や留学生などで経験することがある。図4[1]は自験例であるが，測定法によりHbA1cの測定値が異なっている。さらに高精度のHPLC法で精査すると，異常β鎖により構成される変異Hbのピークが正常HbのHbA1cのピーク，および糖化を受けていない正常Hbのピーク（HbA0）から分離して検出された。この症例は遺伝子検査の結果，Hbモンフェルメイユと命名されている異常Hbであることが判明した。したがって，紹介患者さんなどで紹介元のHbA1c値と同時期に測定した自施設での結果が食い違う場合や，血糖値から推測される血糖状況とHbA1cの測定値が合わないと思われる場合などは，検査法を確認した上でHPLCの測定機器メーカーに相談するとよい。

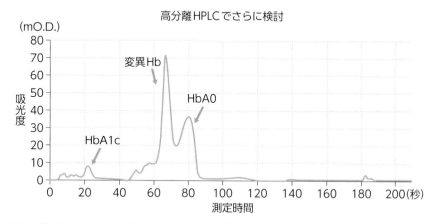

症例：55歳女性，両親・本人とも台湾出身

初診時 (55歳)　随時血糖 295mg/dL

HPLC法 (アークレイHA-8170)	免疫法
4.9%	6.7%

高分離HPLCでさらに検討

図4　Hb Montfermeil（モンフェルメイユ）[β130 (H8)Tyr→Cys] の1例

（文献1をもとに作成）

４ HbA1cに影響する臨床因子

　赤血球は骨髄で産生され，老化した赤血球は脾臓で破壊される。平均寿命は120日と言われるが，様々な病態により寿命が変化する。赤血球が血中に長い期間存在するほど糖化反応が進行するので，HbA1cが高くなる。したがって，同じ程度の血糖状況であっても，赤血球寿命の長い人ではHbA1cが高めに測定され，短い人では低めに測定される。HbA1cの測定値に影響する因子を表2に示す。上段は赤血球寿命に影響する主な因子である。平均寿命が短縮する因子が多く，赤血球の破壊亢進のほかにも幼若赤血球が増加すると平均寿命が短くなる。一方，鉄欠乏性貧血では平均寿命が長くなる。表2の中で日常臨床で最もよく経験するのは鉄欠乏性貧血であり，HbA1cが高めに測定されることを頭に入れておく必要がある。以下に筆者の自験例について解説する。

表2　HbA1cの測定値に影響する因子

赤血球の平均寿命が短縮 (HbA1cが低めに測定される)	赤血球の平均寿命が延長 (HbA1cが高めに測定される)
肝硬変に伴う脾機能亢進 (破壊亢進) 溶血性貧血 (破壊亢進) 血液透析 (透析回路内で破壊) 新鮮赤血球輸血 エリスロポエチン投与 (幼若赤血球増加) 骨髄異形成症候群 (幼若赤血球増加) 鉄剤投与 (幼若赤血球増加)	鉄欠乏性貧血 (小球性貧血)

β鎖アミノ基側末端バリンにグルコース以外の分子が結合 (非糖化修飾) (HbA1cが低めに測定される)
カルバミル化Hb：透析患者で慢性的なBUN高値 ➡ BUNの分解によるシアン酸が結合 アルデヒド化Hb：大量常酒者 ➡ アルコールの分解によるアセトアルデヒドが結合

　表3は52歳女性で鉄欠乏性貧血のケースである。以前から赤血球数はおおむね正常であったが，血清鉄と平均赤血球容積(MCV)，平均赤血球ヘモグロビン量(MCH)がいずれも低値で軽症の鉄欠乏性貧血を呈していた。原因検索のための婦人科受診で鶏卵大の子宮筋腫を指摘されたが，保存的観察となっていた。インスリン頻回注射を行っており，HbA1cは7％台前半で推移していた。外来受診時の朝食後2時間血糖値，血糖自己測定の朝夕食前の血糖値はいずれも100mg/dL前後であり，HbA1cとの乖離は鉄欠乏性貧血による赤血球寿命の延長でHbA1cが高めに測定されていると考えていた。2018年12月12日の受診時に階段昇降時のめまいとふらつきの訴えがあり，試験的に鉄剤を開始したところ，2019年2月6日の受診時には赤血球数，MCV，MCH，血清鉄の上昇と同時にHbA1cの低下を認めた。血糖自己測定値の推移に変化はなかったので，表2に示した鉄欠乏性貧血の改善に加えて，鉄剤投与直後の幼若赤血球増加の両方の影響でHbA1cが低下したものと判断した。その次の2019年3月13日の受診時にHbA1cがやや上昇しているのは鉄剤投与直後の幼若赤血球増加による影響が減弱したことによると判断した。その後，本例は鉄剤投与を減量して継続しているが，HbA1cは6.5％前後で推移している。

表3 軽度の鉄欠乏性貧血の自験例（52歳女性）

	2018/8/22	2018/10/17	2018/12/12	2019/2/6	2019/3/13
赤血球数 ($10^4/\mu$L)	410	428	434	465	431
Hb (g/dL)	8.9	9.2	9.3	11.6	12.0
MCV (fL)	71.7	71.2	70.7	81.5	86.4
MCH (%)	21.7	21.5	21.3	25.0	27.8
血清鉄 (μg/dL)	20	15	19	125	109
朝食後2時間血糖値 (mg/dL)	109	103	92	100	97
HbA1c (%)	7.5	7.3	7.4	6.2	6.4

↑
鉄剤開始

MCV：平均赤血球容積，MCH：平均赤血球ヘモグロビン量

　表4は63歳男性で骨髄異形成症候群のケースである。転居に伴って，前医からの紹介で2017年7月26日に筆者の外来を受診された。HbA1cが異常低値であるため，当日よりグリコアルブミン（glycated albumin：GA）を同時検査しているが，両者には明らかな乖離を認めた。HbA1c低値は赤血球寿命の短縮によると判断し，原因検索のための血液内科受診で骨髄異形成症候群と診断された。化学療法は施行せずに経過観察とされたが，その後に左下顎部の悪性リンパ腫が指摘されたため，2018年3～8月に悪性リンパ腫に対する化学療法が6クール施行された。血液内科担当医からは悪性リンパ腫は寛解したが，経過中から骨髄異形成症候群も著明に改善したとの報告を受けた。2018年5月30日は化学療法開始から最初の受診日であるが，赤血球数の増加と同時に血糖値とHbA1c，GAの上昇が認められた。本人の話では体調が良くなったので食事量が増加したとのことで，食事のアドバイスを行うと同時にメトホルミンを追加した。その後の受診時にはHbA1cもやや低下したが，初診時ほどの低値を示すことはなかった。2018年5月30日を除くと

表4　骨髄異形成症候群の自験例 (63歳男性)

	2017/7/26	2017/11/29	2018/2/21	2018/5/30	2018/9/5	2019/1/23
赤血球数 ($10^4/\mu$L)	339	331	414	438	419	471
Hb (g/dL)	12.1	12.2	13.5	14.2	13.3	14.9
MCV (fL)	107.9	108.0	96.3	95.7	93.8	94.9
MCHC (%)	35.8	34.3	33.4	33.9	33.8	33.3
朝食後2時間血糖値 (mg/dL)	118	131	136	164	144	138
HbA1c (%)	3.9	3.9	4.6	7.1	6.5	6.4
GA (%)	15.1	14.9	14.3	16.2	15.1	14.3

2018年3〜8月に化学療法　　　　メトホルミン500mg

グリメピリド1mg

GA：グリコアルブミン

GAは14〜15％で推移しているが, HbA1cは2018年5月30日を境に上昇している。これらの経過から, 当初は骨髄異形成症候群による幼若赤血球増加で赤血球寿命が短縮し, HbA1cが低めに測定されていたが, 悪性リンパ腫に対する化学療法が骨髄異形成症候群にも効果があり, 赤血球寿命が正常化したためにHbA1cが正しく測定されるようになったと考えられる。

　以上より, 血糖値のレベルとHbA1cが合わないと考えられる場合は**表2**に該当する因子がないか検討するが, GAと比較することも参考になる。ただし, 肝硬変ではアルブミンの寿命が長くなるため, GAが高めに測定されることに注意する必要がある。**表2下段**には糖化反応自体の妨害因子による非糖化修飾を示す。透析患者や大量飲酒者ではグルコース以外の物質がβ鎖アミノ基側末端のバリンに結合してしまうため, グルコースの結合が妨害され, HbA1cが低めに測定されるので注意を要する。

5 HbA1c の限界

1) HbA1cは平均血糖を反映するが，血糖変動幅は評価できない

　HbA1cは過去1～2カ月間の平均血糖を反映する指標である。**図5**[2)]は耐糖能異常，2型糖尿病，1型糖尿病の計507例に対して，48時間以上の連続グルコースモニタリング（continuous glucose monitoring：CGM）を4回（0週，4週後，8週後，12週後）施行し，測定されたすべてのグルコース値の平均値を縦軸に，12週間後のHbA1cを横軸にとった散布図である。明らかに高い正相関が得られており，HbA1cは過去12週間の平均血糖を反映していると言える。しかし，HbA1cから血糖変動幅までは把握できない。

　自験例のCGMによるグルコース値の変動とHbA1c，GAの測定結果の比較を**図6**に示す。**図6A**は2型糖尿病例で変動幅は少ないが，**図6B**の1型糖尿病例では変動幅が大きい。4日間のCGMによる平均グルコース値とHbA1cは2例ともほぼ同じ値であるが，変動幅を反映する標準偏差は**図6B**の例では高い。したがって，HbA1cから血糖変動幅を評価することは困難である。しかし，GAは過去2週間

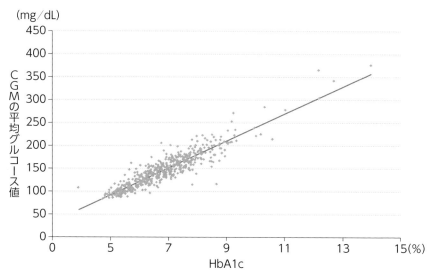

図5　HbA1cと過去3カ月間の平均血糖との相関　　　　　（文献2をもとに作成）

の平均血糖と同時に血糖変動も反映する指標であり，**図6B**の例ではGAが高くなっている。これはGAのメリットでもあるが，逆に2つの要素を反映しているので測定結果の評価には注意を要する。

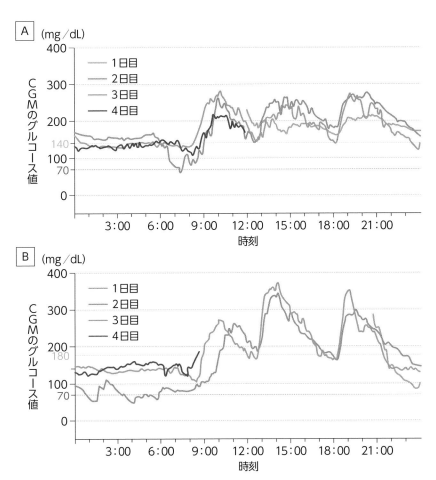

	平均グルコース値 (mg/dL)	標準偏差 (mg/dL)	HbA1c (%)	GA (%)
Aの症例	179	44	8.4	21.7
Bの症例	176	73	8.3	27.9

図6　HbA1cは血糖変動の程度を評価できない

2) HbA1cは血糖コントロールの改善・悪化より遅れて変化する

　HbA1cは過去1〜2カ月間の平均血糖を反映するため，短期間に血糖コントロールが改善・悪化する際には遅れて変化する。**図7**[3]は筆者らの検討であるが，著明な高血糖で受診した2型糖尿病例に対して，外来でインスリン強化療法を導入し，HbA1cとGAの推移を16週間にわたって比較した結果である。縦軸はインスリン開始前からのそれぞれの低下率であるが，GAの低下に比してHbA1cの低下は遅く，16週後に両者の低下率はようやく同程度になっている。血糖コントロールが悪化する際にもHbA1cはGAより遅れて上昇する。したがって，HbA1cは血糖状況の改善や増悪をリアルタイムに評価することは不可能で，短期的な変化を把握したい場合は1,5-アンヒドログルシトール（1,5-anhydro-D-glucitol：1,5-AG）やGAを測定するほうがよい。

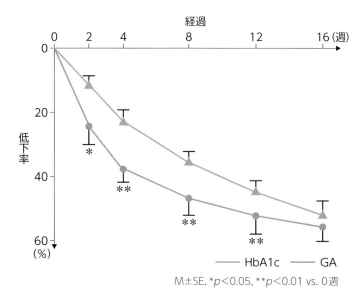

M±SE, *$p<0.05$, **$p<0.01$ vs. 0週

図7　HbA1cは血糖コントロールの改善・悪化より遅れて変化する

(文献3をもとに作成)

3) HbA1cが7%未満の場合，食後血糖の変化を正確には評価できない

　図8[4]は筆者らが行ったHbA1cが平均6%台の薬剤未使用の2型糖尿病患者20例に対するクロスオーバー試験である。DPP-4阻害薬，α-GIとグリニド薬の配合薬をそれぞれ8週間投与し，食事負荷試験による血糖変動面積とHbA1c，GA，1,5-AGを用いて薬剤効果を比較した。3時間の食事負荷試験における血糖変動面積はいずれの治療でも開始前より有意に低下しているが，HbA1cはいずれの治療でも変化を認めない。これに対してGAはα-GIとグリニド薬の配合薬で有意に低下し，1,5-AGはいずれの治療でも上昇している（1,5-AGはHbA1cやGAとは異なり血糖が改善すると上昇する）。また別の研究では，耐糖能異常と軽症2型糖尿病の集団に対して，食事指導，α-GI投与，グリニド薬投与の3群に割り付けて開始前と1年後で75g-ブドウ糖負荷試験とHbA1cの変化が検討された。1年後に

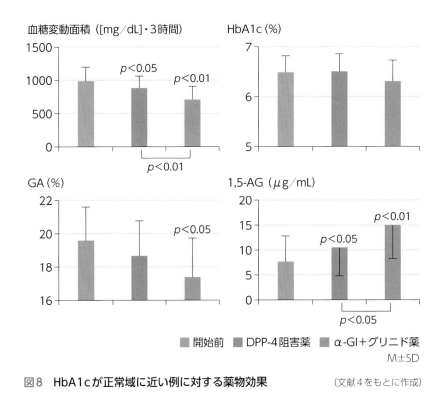

図8　HbA1cが正常域に近い例に対する薬物効果　　　　　　　　（文献4をもとに作成）

は負荷後2時間血糖がいずれの群でも有意に低下したが，HbA1cには変化がなかったと報告されている[5]。したがって，HbA1cが7％を超えない程度の軽症例では，食後血糖が治療により改善してもHbA1cが低下するとは限らない。逆に食後血糖が少し上昇しても，HbA1cは上昇しない可能性もある。したがって，空腹時血糖は高くなく，食後高血糖のみが問題となる軽症糖尿病例では，HbA1cのみを用いないで食後血糖値とGAや1,5-AGを組み合わせて総合的に血糖状況を評価することが望ましい。

おわりに

HbA1cは過去1〜2カ月間の平均血糖を反映する便利な指標であることは間違いないが，血糖検査とHbA1cだけで血糖状況のすべてを正しく評価できるわけではない。血糖自己測定値や採血による血糖値とHbA1cに乖離がないか，HbA1cに影響する因子，HbA1cの限界などをふまえて，HbA1cを上手に活用して頂くことを願っている。

〈文　献〉

1) 橋本瑛理子，他：高速液体クロマトグラフィー測定のHbA1c値と血糖値との乖離により異常ヘモグロビンHb Montfermeil[β130(H8)Tyr→Cys]と判明した1例. 糖尿病. 2019;62(1):31-6.

2) Nathan DM, et al:Translating the A1C assay into estimated average glucose values. Diabetes Care. 2008;31(8):1473-8.

3) Takahashi S, et al:Comparison of glycated albumin (GA) and glycated hemoglobin (HbA1c) in type 2 diabetic patients:Usefulness of GA for evaluation of short-term changes in glycemic control. Endocr J. 2007;54(1):139-44.

4) Ohta A, et al:Comparison of the hypoglycemic effect of sitagliptin versus the combination of mitiglinide and voglibose in drug-naïve Japanese patients with type 2 diabetes. Expert Opin Pharmacother. 2013;14(17):2315-22.

5) Kataoka Y, et al:Effects of voglibose and nateglinide on glycemic status and coronary atherosclerosis in early-stage diabetic patients. Circ J. 2012;76(3):712-20.

索 引

和文

著者略歴 ──────────────────────────────

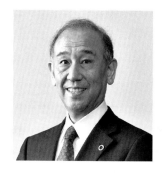

田中　逸

横浜総合病院糖尿病センター長
聖マリアンナ医科大学客員教授

1986年　滋賀医科大学卒業，第三内科入局
1995年　東京都済生会中央病院内科医員
1996年　順天堂大学医学部代謝・内分泌学講座助手
1997年　同　講師
2003年　同　助教授
2007年　聖マリアンナ医科大学代謝・内分泌内科教授
　　　　同　糖尿病センター長
2020年　横浜総合病院糖尿病センター長，現在に至る

日本糖尿病学会専門医，研修指導医
日本内分泌学会専門医，研修指導医

糖尿病の予防・治療に携わる医師・医療スタッフのための
セミナー糖尿病診療アドバイス

定価（本体2,700円＋税）

2021年6月14日　第1版

著　者　田中　逸
発行者　梅澤俊彦
発行所　日本医事新報社　www.jmedj.co.jp
　　　　〒101-8718　東京都千代田区神田駿河台2-9
　　　　電話（販売）03-3292-1555　（編集）03-3292-1557
　　　　振替口座　00100-3-25171
印　刷　ラン印刷社

© Yasushi Tanaka 2021 Printed in Japan
ISBN978-4-7849-6301-0　C3047　¥2700E

電子版のご利用方法

巻末の袋とじに記載された**シリアルナンバー**で，本書の電子版を利用することができます。

手順①：日本医事新報社 Web サイトにて会員登録（無料）をお願い致します。
（既に会員登録をしている方は手順②へ）

> 日本医事新報社 Web サイトの「Web 医事新報かんたん登録ガイド」でより詳細な手順をご覧頂けます。
> www.jmedj.co.jp/files/news/20180702_guide.pdf
>
>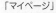

手順②：登録後「マイページ」に移動してください。
www.jmedj.co.jp/mypage/

「マイページ」

▼

マイページ中段の「電子コンテンツ」より
電子版を利用したい書籍を選び，
右にある「SN 登録・確認」ボタン（赤いボタン）をクリック

▼

表示された「電子コンテンツ」欄の該当する書名の
右枠にシリアルナンバーを入力

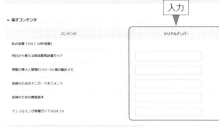

下部の「確認画面へ」をクリック

▼

「変更する」をクリック

会員登録（無料）の手順

1 日本医事新報社 Web サイト（www.jmedj.co.jp）右上の「会員登録」をクリックしてください。

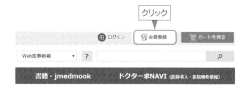

2 サイト利用規約をご確認の上（1）「同意する」にチェックを入れ，（2）「会員登録する」をクリックしてください。

3（1）ご登録用のメールアドレスを入力し，（2）「送信」をクリックしてください。登録したメールアドレスに確認メールが届きます。

4 確認メールに示された URL（Web サイトのアドレス）をクリックしてください。

5 会員本登録の画面が開きますので，新規の方は一番下の「会員登録」をクリックしてください。

6 会員情報入力の画面が開きますので，（1）必要事項を入力し（2）「（サイト利用規約に）同意する」にチェックを入れ，（3）「確認画面へ」をクリックしてください。

7 会員情報確認の画面で入力した情報に誤りがないかご確認の上，「登録する」をクリックしてください。